# सूर्य का आमंत्रण

# सूर्य का आमंत्रण

मकरंद दवे

*अनुवाद*

सौ. मंजरी सुनील बेलापुरकर

प्रभात पेपरबैक्स
प्रभात प्रकाशन
ISO 9001 : 2008 प्रकाशक का उद्यम
www.prabhatbooks.com

*प्रकाशक*

**प्रभात पेपरबैक्स**

4/19 आसफ अली रोड, नई दिल्ली–110002

फोन : 23289555 • 23289666 • 23289777 ❖ फैक्स : 23253233

इ–मेल : prabhatbooks@gmail.com ❖ वेब ठिकाना : www.prabhatbooks.com

*संस्करण*

प्रथम, 2013



*मूल्य*

पंचानबे रुपए

अ.मा.पु.स. 978-93-5048-488-3

*मुद्रक*

भानु प्रिंटर्स, दिल्ली

★

**SURYA KA AAMANTRAN**
*by* Makrand Dave

Rs. 95.00

Published by **Prabhat Paperbacks** (A Division of Prabhat Prakashan)
4/19 Asaf Ali Road, New Delhi-2

ISBN 978-93-5048-488-3

# मनोगत

याकुन्देन्दुतुषारहारधवला या शुभ्रवस्त्रावृता
या वीणावरदण्डमण्डितकरा या श्वेतपद्मासना।
या ब्रह्माच्युतशङ्करप्रभृतिभिः देवैः सदा वन्दिता
सा मां पातु सरस्वती भगवती निःशेष जाड्यापहा॥

'सूर्य नी आमंत्रण पत्रिका' यह गुजराती पुस्तक कुछ वर्ष पूर्व मा. डॉ. मनमोहनजी वैद्य ने मुझे भेंट की थी। बचपन से ही पढ़ने का बहुत शौक रहा है। आधी शिक्षा गुजराती माध्यम से तथा आधी हिंदी माध्यम से हुई। गुजरात में पली बढ़ी होने के कारण गुजराती भाषा एवं संस्कृति से मेरा अच्छा परिचय है। उसी प्रकार मेरा ससुराल और बहुत सारे रिश्तेदार मध्य प्रदेश में स्थित होने के कारण हिंदी भाषा एवं संस्कृति से भी अच्छी तरह से परिचित हूँ। जब भी कोई अच्छी गुजराती पुस्तक हाथ में आती, तब उसके बारे में घरवालों से चर्चा होना स्वाभाविक ही है। तब हमेशा मुझे ऐसा लगता कि काश! यह पुस्तक हिंदी या मराठी में उपलब्ध होती तो मेरे घर के सभी सदस्य इसका आनंद उठा पाते। मा. मनमोहनजी कई दिनों से मुझे कुछ लिखने के लिए प्रोत्साहित कर रहे थे। पर किस विषय पर और क्या लिखूँ, इस बारे में मन में अनेक विचार उमड़ रहे थे। मन कुछ सशंक भी था। उसी समय एक दिन हमारी निकट की परिचिता श्रीमती सुमा देसाई, जिन्हें मैं 'भाभी' कहती हूँ, हमारे घर पर आईं और बातों ही बातों में उन्होंने मुझसे कहा कि 'तुम तीनों भाषाओं पर सामान अधिकार रखती हो तो अनुवाद का काम क्यों नहीं करती?' और मेरे मन में

जैसे बिजली कौंधी। मैंने डरते-सहमते मा. मनमोहनजी से पूछा, 'क्या आपको लगता है कि मैं ये कर पाऊँगी?' तब उन्होंने न केवल हामी भरी बल्कि इसके लिए मुझे बहुत प्रोत्साहित किया। श्रीमती सुमा भाभी की प्रेरणा और मा. डॉ. मनमोहनजी के प्रोत्साहन की वजह से ही मैंने इस पुस्तक का अनुवाद करने की हिम्मत जुटाई।

पुस्तक तो पहले ही पढ़ चुकी थी, बहुत अच्छी भी लगी थी किंतु जब अनुवाद करना शुरू किया तब समझ में आया कि यह काम इतना सरल भी नहीं था, जितना सोचा था। अनुवाद करते समय इस पुस्तक का काफी चिंतन-मनन करना पड़ा और यही बात मेरे लिए प्रेरणा बनती गई। पहली बार केवल पुस्तक पढ़ा था, पर अनुवाद करते समय गहराई से चिंतन-मनन करने का अवसर प्राप्त हुआ। कठिन था पर मन में ठान लिया था कि एक बार प्रयत्न तो करना ही है। मा. श्री मनमोहनजी की सहायता से मेरे पुत्र अर्णव ने मुझे कंप्यूटर पर ट्रांसलेशन डाऊनलोड कर के दिया। अर्णव और मेरी पुत्री अवनी इन दोनों ने मुझे कंप्यूटर पर लिखना सिखाया। मेरे लिए अब काम और भी आसान हो गया। इस पुस्तक के अनुवाद के कार्य में मुझे अपने पति श्री सुनील बेलापुरकर और ममतामयी सासू माँ से भरपूर सहयोग मिला। कंप्यूटर पर लिखना अर्णव और अवनी की सहायता के बिना संभव ही नहीं था। सभी ने मेरे इस प्रयास को भरपूर सराहा। मेरी माँ, भाई, भाभी और बहन का भी भरपूर सहयोग मिला। इन सभी की मैं अंतःकरण से ऋणी हूँ।

मेरे इस प्रथम प्रयास को अपनी व्यस्त दिनचर्या में से समय निकालकर पढ़कर उपयुक्त सुझाव देने के लिए मा. श्रीकांत भाई काटदरेजी की भी मैं अत्यंत ऋणी हूँ।

आज मुझे मेरे पिताजी, मेरे पिता समान श्वसुर और मेरी मौसी, जिनकी छत्रच्छाया में मेरा बचपन खिला, उन सभी की बहुत याद आ रही है। आज इनमें से कोई भी नहीं है। आज अगर ये होते तो खुशी से फूले नहीं समाते। उन सभी के आशीर्वाद मेरे साथ सदैव रहेंगे। मेरा यह प्रथम प्रयास मैं उनके चरणों में सादर समर्पित करती हूँ।

**—सौ. मंजरी सुनील बेलापुरकर**

25/ए, सौजन्य सोसाइटी, मकरपुरा तीन रास्ता,
मांजलपुर, वडोदरा-310001

# आतिथ्य के खुलते द्वार पर

सूर्य के घर में तो सदैव किरणों का अन्नकूट उत्सव जारी रहता है और उसका निमंत्रण सभी के लिए हर रोज भेजा जाता है।

इस नन्हे से थाल में कितने व्यंजन समा सकेंगे, पर नवयौवन की दहलीज पर खड़े, उत्साह से भरे झूमते हुए यौवन को और लकड़ी के सहारे डगमगाते हुए चलते वृद्धों के लिए कोई मनपसंद व्यंजन यहाँ मिल ही जाएगा।

यहाँ कुछ छोटे-छोटे मौलिक लेख हैं, साथ ही मन में घर कर गए ऐसे श्लोक प्रसंग, विचार, कणिकाओं के उपरांत उद्‌बोधक और चिंतनात्मक लेखों के अनुवाद हैं। बत्तीस तरह के पकवान और छत्तीस तरह के नमकीन परोसने की हैसियत तो नहीं है, मुँह मीठा किए बिना न जाए, ऐसी तमन्ना, पर कोई अतिथि बिलकुल खाली हाथ है।

तो सूर्य के घर का आपकी तृप्ति यही मेरा संतोष है। सूर्य के तेज से रसा यह प्रसाद आपके हाथ में रखा है।

—**मकरंद दवे**

# प्रस्तावना

जब यह पुस्तक 'सूर्यनी आमंत्रण पत्रिका' गुजराती में पहली बार पढ़ी, तभी एक बात तीव्रता से अनुभव की कि गुजराती न पढ़ सकनेवाला बहुत बड़ा पाठक वर्ग इस आनंद के खजाने से वंचित रह रहा है। तभी इसमें से कुछ लेखों का हिंदी अनुवाद करवाकर कुछ मित्रों से यह आनंद साझा किया था।

सूर्य का यह आमंत्रण अपने मन-मस्तिष्क का कोना-कोना आनंद से, उत्साह से, संवेदनाओं की ऊँचाइयों से आलोकित कर देता है। मकरंदभाई दवे की सभी रचनाएँ ऐसी ही हैं। अपनी परंपरा की कई बातें हमारे सामूहिक मन में, सुषुप्त मन में गूढ़ता के आवरण में ढकी रहने के कारण अर्धबोध सी, अबोध सी, कहीं दुर्बोध सी लगने लगती हैं। मकरंदभाई इस गूढ़ता के आवरण को अपनी रोचक शैली एवं सरल भाषा के द्वारा दूर कर एक नए आलोक में उन्हें दरशाते हैं, जिससे अपने भीतर भी एक नया आलोक प्रकाशित हो उठता है।

यह बात भी सच है कि जो जितना अधिक गहराई से किसी चीज को जानता है, वह उतनी ही सरलता से उसे समझा भी सकता है। मकरंदभाई अनेक संतों के सहज-सरल वाक्यों के द्वारा इतनी गहरी बातें सुगमता से समझाते हैं कि हम चकित हो जाते हैं और उस घटना की ओर देखने की अपनी दृष्टि बदल जाती है, साथ ही एक नई अंतर्दृष्टि पाठक को प्राप्त होती है। फिर वहाँ संत राबिया की सहज बात हो, बुद्ध का धर्ममेघ हो, भगवान् स्वामीनारायण की 'संघ आया नहीं' की बात हो, अरुण का संदेश हो, भारत की साधना हो। वैसे तो प्रत्येक लेख अपने आप में विशेष है, जिसका नाम यहाँ लिखना असंभव है। यह 'सूर्य का आमंत्रण' मानो संन्यासी को, साधक को, गृहस्थ को, विद्यार्थी को,

सामाजिक कार्यकर्ता को, यानी सभी को अपना-अपना पाथेय देनेवाला द्रौपदी का अक्षयपात्र है।

इस पुस्तक का हिंदी अनुवाद होना चाहिए, यह विचार बार-बार मन में आता था। एक सुभग संयोग से सौ. मंजरी बेलापुरकर ने यह 'शिवधनुष' उठाने का संकल्प लिया। इस कारण इस आनंद के खजाने के द्वार विशाल पाठक वर्ग के लिए खुल गए। मकरंदभाई दवे के सरल शब्दों में निहित गहरे भावों का अनुवाद करना कोई सामान्य बात नहीं थी। अपने संकल्प के कारण सौ. मंजरी बेलापुरकर यह करने में निश्चित ही सफल रही हैं। इस बात पर कोई विश्वास भी नहीं करेगा कि यह उनका अनुवाद का पहला प्रयास है। इसलिए उनका मन:पूर्वक अभिनंदन!

'सूर्य का आमंत्रण' अधिकाधिक पाठक स्वीकार करें तथा अपने मानसिक, बौद्धिक और आत्मिक भावविश्व के कोने-कोने को आलोकित कर दें और एक नए आलोक में जीवन को जीने का संकल्प उनके अंत:करण में प्रकट हो, यही मनीषा एवं अभ्यर्थना।

मकरंदभाई दवे एक कविता में कहते हैं—

बीज तो फेंक दिए हैं मैंने
मुट्ठी खोलकर
अब बादल जाने और वसुंधरा।

**—डॉ. मनमोहन वैद्य**
अखिल भारतीय प्रचार प्रमुख,
राष्ट्रीय स्वयंसेवक संघ

भाद्रपद पूर्णिमा, गुरुवार
19 सितंबर, 2013
(नागपुर से कर्णावती जाते समय रेलगाड़ी में)

# अनुक्रमणिका

# 1

# सूर्य की आमंत्रण पत्रिका

आज भोर में सूर्य की पहली किरण आपको आमंत्रण दे गई है। यह आमंत्रण है जीवन के मेले में भाग लेने हेतु। मन की एकांत अँधियारी कोठरी में से बाहर निकलकर खिलती कलियों की तरह खिलने हेतु। उड़ते हुए पक्षियों की तरह तेजोमयी दुनिया में विहार करने हेतु। इस आमंत्रण को स्वीकार करना न करना आपके हाथ में है। सूर्य तो कल भी ऐसा ही आमंत्रण देकर जानेवाला है। तेज की लिपि में लिखा हुआ यह आमंत्रण आखिर है क्या? बाहर के कमरे में सूर्य का प्रकाश जिस तरह रोशनी फैला रहा है, उसी तरह अपने अंतर्मन को भी प्रकाशित होने दो।

अपने अंतर्मन में झाँककर देखो, कैसा है यह कमरा? नितांत अंधकार और बदबू से भरा। जहाँ क्रोध के जहरीले जीव-जंतु हैं; मकड़ी के जालों की तरह चारों ओर फैली ईर्ष्या तथा कटुता की धूल भरे होने से जहाँ ठीक से साँस भी लेना मुश्किल है। दो दिन पहले पड़ोसी के साथ झगड़ा हुआ था; वह कहने को तो थम गया है, लेकिन अंतर्मन में अब भी सुलग रहा है। स्कूल में अपने साथ पढ़नेवाला वह सहपाठी, जिसकी गणना बुद्धुओं में होती थी, कल शाम को उसे नई चमचमाती फिएट में घूमते देखा, तब से दिल में ईर्ष्या के कीड़े कुलबुलाने लगे हैं। ऋण चुकाने के बोझ से दिमाग ऐसा खराब हुआ जा रहा है कि पूछो मत। ऐसे में अगर ब्लड प्रेशर न बढ़े तो ही अचरज की बात है; पर सूर्य तो इस विशाल पृथ्वी को खेल खिलाता जा रहा है। पृथ्वी भी अपने ऊपर इतना बोझ

होने के बावजूद उस बोझ तले दब नहीं जाती, क्योंकि उसने सूर्य के आमंत्रण को स्वीकार किया है।

और एक हम हैं, जो सूर्य की कोमल किरणें हमें आमंत्रण दे रही हैं, उन्हें देखकर भी अनदेखा कर रहे हैं। उपनिषद् कहता है कि कूपमंडूक की तरह अब भी अगर हम इस अँधियारी कोठरी से बाहर नहीं आए तो धीरे-धीरे असुरलोक में प्रवेश कर जाएँगे और स्वयं ही अपने विनाश का कारण बनेंगे।

*असूर्या नाम ते लोका: अन्धेन तमसावृता:*

अज्ञान, दु:ख, क्लेश, शोक और रोगों से भरी यह अँधियारी कोठरी है। इसमें से जल्द-से-जल्द बाहर निकलने के लिए सूर्य रोज हमें आमंत्रण देता है। पर इस से कैसे बाहर आया जाए? जहाँ क्रोध सुलग रहा है, वहाँ प्रेम के शीतल जल का छिड़काव करके देखो। पड़ोसी के साथ झगड़ा हुआ है, पर सामनेवाली खिड़की में से एक छोटा बच्चा आपकी तरफ हाथ बढ़ा मंद-मंद मुसकरा रहा है। क्या उस बच्चे पर नजर पड़ी आपकी? दौड़कर उसी प्रेमावेग से उस बच्चे को बाँहों में उठा लो। उस पर ढेर सारा प्यार बरसाओ और फिर उसके माता-पिता की ओर जरा देखो। उन चेहरों पर से सारा जहर उतरता दिखाई देगा और उन पर सूर्य की अमृत-किरणें आनंद बन अठखेलियाँ करती नजर आएँगी।

अपनी नई चमचमाती कार में घूमने निकला हुआ वही पुराना दोस्त मिले तो नजर बचाने की बजाय उसे सामने से पुकार लो। अरे किशन! आओ यार, साथ बैठकर चाय पीते हैं—कब ली यह गाड़ी? बहुत सुंदर है; और किशन की गरदन जो गर्व के कारण अकड़ी हुई थी, वह ढीली होती जाएगी। ईर्ष्या की जगह मैत्री का प्रवेश होने तो दो। वहीं सूर्य की किरणें भी प्रवेश करेंगी व आपको और उजियारे में लेकर जाएँगी।

मन में अपार चिंता, हृदय विषाद से भरा हुआ, क्योंकि सिर पर ऋण चुकाने का बोझ है। बीमारी की चिंता लगी हुई है। दिल की धड़कनें तेज हो चली हैं। पूरी दुनिया मानो दुश्मन सी प्रतीत हो रही है। तभी हृदय में से उदय हो रहा सूर्य मानो कह रहा है। *मित्रस्य यायांमया*—मित्रता की राह पर चलूँ—और जब कोई मित्रता की राह पर चलने लगता है, उसे मित्रों की कमी नहीं रहती; और सच्चे अर्थ में

मित्र के मिलने पर हृदय का बोझ हलका हो जाता है। देखो, जब आप कड़वे घूँट पी रहे थे, तब आपके घर के बगल में लगे नीम के पेड़ पर कोई पक्षी चहक रहा था। जैसे मित्रता की गुहार लगा रहा हो! कौन सा पक्षी है यह? क्या उसके रंग में कोई खूबी नजर आ रही है? क्या उसकी मीठी चहचहाहट परिचित सी लग रही है? नीम के पेड़ पर रहकर भी नीम की कड़वाहट उसने नहीं पी है। इस पक्षी का परिचय करने हेतु थोड़ा सा रस लेकर अपनी अँधियारी कोठरी में से क्या दो पल के लिए भी बाहर नहीं आ सकते। आ जाओ न! जरा देखो तो, यह पक्षी सूर्य का मित्र है। कौन है वह? कोयल, बुलबुल या फिर गौरैया? वह आपको तेज के उजियारे मैदानों में घुमाने ले जाएगा। उस पक्षी से परिचय करते ही आपका अपने आप से भी परिचय होगा। नया एवं सच्चा परिचय।

आज की आमंत्रण पत्रिका में सूर्य ने यही संदेश भेजा है। सुबह दूधवाला पनियल दूध देकर गया और उसने माप भी पूरा नहीं भरा था, तब आपने उसे धमकाया था। तब अँधियारी कोठरी की कालिख के बदले क्या मुट्ठी भर किरणें उसे न दे सकोगे, कल ही तो मौसी के यहाँ से मिठाई का पैकेट आया है। उसमें से एक टुकड़ा मिठाई क्या दूधवाले को नहीं दी जा सकती? बहुत अच्छी चीज मिली है। हमें बहुत पसंद है। पर किसी के पास अगर इसका अभाव हो तो क्या इसे वहाँ जल्दी से पहुँचा सकोगे? दूधवाले को पहले आश्चर्य होगा। फिर बोल उठेगा। प्रसाद! मेरे लिए प्रसाद! प्रसाद का एक अर्थ आनंद भी होता है, जो बदले में आपको प्राप्त होगा। अगले दिन से वह मिलावटवाला दूध आपको नहीं देगा या माप भरने में कोताही नहीं करेगा, ऐसा शायद न भी हो। पर एक स्नेह-संबंध जरूर बँधता जाएगा। और जब यह स्नेह-संबंध मजबूत बन जाता है तब मिलावट जरूर बंद हो जाती है। इस राह पर चलकर देखो तो, यह मार्ग सुगम है। *सुगा ऋतस्य पन्थाः*।

आज के आमंत्रण का अस्वीकार न करें। प्रेम, विश्वास और क्षमा के साथ दो कदम आगे बढ़कर उस आमंत्रण को मन से स्वीकार करें। फिर घृणा और धिक्कार के लिए कोई स्थान ही नहीं रहेगा।

*यस्तु सर्वाणि भूतानि*
*आत्मनि एव अनुपश्यति*
*सर्वभूतेषु च आत्मानं*
*ततो न विजुगुप्सते* (ईशावास्य उपनिषद्)

जो सभी प्राणियों को अपने आत्म में पाता है और अपने आत्म को सभी प्राणियों में पाता है वह कभी घृणा नहीं करता उपनिषद् कहता है—*आदित्यो ह्वै प्राण*–आपका प्राण ही आदित्य है, प्रकाशमान है। जब यह प्राण अपने शुद्ध प्रकाश से देदीप्यमान होता है तब आकाश के सूर्य की तरह ही आपके समग्र जीवन को प्रकाश से भर देता है।

□

# 2

# दो मित्र पक्षी

मुंडक और श्वेताश्वतर, दोनों उपनिषदों में एक वृक्ष पर रहनेवाले दो मित्र पक्षियों का एक मंत्र देखने को मिलता है। उस मंत्र का मनन करें तो आज भी अपने अंतर्मन का उदास पक्षी फिर से आनंद किल्लोल कर सकता है। मंत्र इस प्रकार है—

*द्वा सुपर्णा सयुजा सखाया*
*समानं वृक्षं परिषस्वजाते*
*तयो: अन्य: पिप्पलं स्वादु अत्ति*
*अनश्नन् अन्यो अभिचाकशीति*

(*—मुंडक उपनिषद्, 3-1-1*)

(सदा साथ रहनेवाले परस्पर सखा भाव रखनेवाले दो पक्षी एक ही वृक्ष पर रहते हैं। उसमें से एक वृक्ष के फलों का आस्वाद लेता है तो दूसरा उसका उपभोग किए बिना मात्र उसको ताकता रहता है।)

मनुष्य के अंदर रहनेवाले जीवात्मा और परमात्मा को इन पक्षियों के रूप में प्रतिपादित किया गया है। जीवात्मा अपने कर्मफलों को भोगता है और उसी के अनुसार सुखी या दु:खी होता है। जब कि परमात्मा ऐसे कर्मफलों से मुक्त, द्रष्टा बनकर देखता रहता है। पर इस रूपक में मनुष्य के अंदर बसी दो वृत्तियों की तरह भी इन्हें देखा जा सकता है। सुख-दु:ख में मनुष्य गोते लगाता रहता है किंतु इसी के साथ वह सुख-दु:ख को तटस्थ रूप में देखने की क्षमता भी रखता है। इसीलिए सुख दु:ख के इस चक्रव्यूह को वह भेद

सकता है। आधुनिक मनोवैज्ञानिक अल्फ्रेड एडलर (what life should mean to you? page no. 25) इसे मन की दो गतियाँ बताते हैं। एक किसी वस्तु को प्राप्त करने के लिए उस वस्तु को ही ध्येय बनाकर की जानेवाली गति आंशिक गति है तो दूसरी उसी के साथ छोटे-मोटे सभी ध्येयों को एक ही में समा लेने की एकाग्र गति है। जब जीवन-नैया का सुकान वह अपने हाथों में लेता है तब सभी गतियों की एकता साधकर एक संपूर्ण आदर्श ध्येय को सिद्ध करने हेतु अपने मन की शक्तियों का सुंदर तालमेल एवं एकता प्राप्त करता है। समग्र का अवलोकन करनेवाली इस सूक्ष्म दृष्टि को ही उपनिषद् में द्रष्टा पक्षी कहा गया है।

अपने मनपसंद फल को पाकर उसी में लुब्ध होकर जब अपना मन पंछी उसके उपभोग में मग्न हो जाता है तब समग्र का अवलोकन करनेवाली दृष्टि वह खो देता है। इस फल को खाने से मेरा हित होगा या अहित? इस कार्य से मेरा कल्याण होनेवाला है या नहीं, यह देखना वह भूल जाता है। फिर घड़ी-दो घड़ी मिलनेवाले उस सुख को पाने की चेष्टा में दुःखों की शृंखला को वह आमंत्रित कर बैठता है। उसी प्रकार दैनंदिन जीवन से विमुख होकर कोई द्रष्टा बनने निकल पड़ता है तब वह इस विशाल जीवनवृक्ष की लीला से ही बहिष्कृत हो जाता है। हमारे यहाँ ऐसे उदासीन वृत्तिवालों की गणना आध्यात्मिक लोगों में होती है, पर अधिकांशतः जिनका जीवनरस ही सूख गया हो, वैसी जड़ता का ही यह एक लक्षण होता है। जैसे केवल भोक्ता मन तथा इंद्रियों का गुलाम बन जाता है, उसी तरह केवल द्रष्टा चैतन्यहीन अंधत्व को प्राप्त करता है। जहाँ दोनों वृत्तियों का समन्वय होता है, वहीं पर मनुष्य की मुक्ति का द्वार होता है तथा उसके मुक्त आनंद का लीला क्षेत्र भी होता है।

मनुष्य के सामने रहनेवाला आंशिक ध्येय तथा उसे यथास्थान रखनेवाली समग्र दृष्टि परस्पर की शत्रु नहीं अपितु सहायक और पूरक होती है। उपनिषद् भी यही कहता है कि एक वृक्ष पर रहनेवाले दोनों पक्षी एक-दूसरे के विरोधी नहीं हैं कि वह तो *'सयुजा सखाया'* अर्थात् परस्पर जुड़े हुए, मैत्रीभाव रखनेवाले हैं। पर जब एक पक्षी स्वार्थी बनकर केवल अपना पेट देखकर फल खाने लगता है और दूसरा पक्षी उस फल के गुणधर्म से अच्छी तरह से परिचित है, यह जानते हुए भी जब उसकी सलाह लेना भूल जाता है, तब सारे फल

बेस्वाद हो जाते हैं। यही उपनिषद् आगे कहता है—

*समाने वृक्षे पुरुषो निमग्नो*
*अनीशया शोचति मुह्यमानः*
*जुष्टं यदा पश्यति अन्यमीशम्*
*अस्व महिमानं इति वीतशोकः*

(—*मुंडक उपनिषद्, 3-1-2*)

एक ही वृक्ष पर रहनेवाला वह निमग्न आसक्ति में डूबा हुआ पक्षी अनीश या असमर्थता के कारण मोहित होकर शोक करता है, पर जब वह नित्य सेवित, समर्थ ऐसे दूसरे पक्षी को तथा उसकी महिमा को देखता है तब वह स्वयं भी शोकरहित बन जाता है।

भोक्ता पक्षी जब सुंदर, स्वादिष्ट फलों को देखकर उसे खाने में निमग्न हो जाता है, तब इसी निमग्नता और आसक्ति में उसकी अनीशता प्रकट होने लगती है। ईश यानी जिसमें प्रभुत्व है, स्वामित्व है, पर लोभवश होकर लोलुपता या दीनता से, जब भी मनुष्य किसी भी वस्तु के आगे नतमस्तक हो जाता है, वहीं उसका ईशत्व समाप्त हो जाता है। परिणाम यह होता है कि मोह का दासत्व आने लगता है और वह *'पराधीन सपनेहुँ सुख नाहीं'* की अवस्था को प्राप्त होता है। उसे फिर सुख प्राप्त नहीं होता।

पर अगर वही भोक्ता पक्षी फल में से अपनी चोंच बाहर निकालकर जरा ऊपर देख ले तो? कहीं दूर नहीं पर स्वयं के शरीर वृक्ष में एक महाशक्ति का दर्शन कर पाता है। यह शक्ति इतनी महान् है कि वह किसी की दासता स्वीकार नहीं करती, पर सर्वसेवित है। वह ईश है, स्वाधीन है, समर्थ है। उसकी महिमा अपरंपार है। आगे जिस पुस्तक का उल्लेख किया है, उसी पुस्तक में आल्फ्रेड एडलर ने एक सूक्ति वाक्य लिखा है। व्यक्तिगत मानसशास्त्र के दृष्टिकोण में एक नया तत्त्व देखने में आया है। वह यह है कि किसी भी जीवन पद्धति में भावनाएँ विरोधी नहीं होतीं। जहाँ ध्येय सुनिश्चित होता है, वहाँ उस ध्येय को प्राप्त करने हेतु भावनाएँ सदैव सानुकूल बन जाती हैं।

एक बार एक संत से भेंट होने पर मेरे मित्र ने उनसे एक प्रश्न पूछा। मन की स्थिरता को कैसे प्राप्त किया जाए? संत का उत्तर था—ध्येय की सुनिश्चितता ही मन की स्थिरता है। उपनिषद् उससे भी आगे बढ़कर स्वाधीन दृष्टि की स्वच्छता की ओर उँगली निर्देश करता है। ऐसी दृष्टि जब प्राप्त होती है तब

भजन वाणी में कहते हैं, उस प्रकार 'मेरु तो डिगे पर मन न डिगे' जैसी स्थिति प्राप्त होती है। वहाँ फल में आस्वाद तो रहता है, पर आसक्ति नहीं। संबंध जहाँ अक्षुण्ण रहते हैं पर स्वाधीनता का अंत नहीं होता, ऐसे ही पुरुष को उपनिष्द् में कहा है।

*आत्मक्रीड: आत्मरति: क्रियावान्*
*एष ब्रह्मविदां वरिष्ठ:*

किसी भी प्रकार के बाहरी दबाव से नहीं, पर आत्मवश खेलता, आनंद छलकाता हुआ ऐसा पुरुष ब्रह्मज्ञानियों में भी श्रेष्ठ है। आत्मा के सहज आनंद से कार्य होने लगते हैं तब कार्य का रूप ही बदल जाता है। अपने सभी कार्यों के पीछे ऐसी ही निर्मल दृष्टि का तेज पिरोने के लिए ही उपनिषद् कहता है। तभी अपनी अंतरतम शक्ति का सायुज्य तथा सख्य सार्थक होगा।

□

3

# प्रबुद्ध चेतना के द्वार

इस जगत् में मुख्य दो अवस्थाएँ हैं—प्रसुप्त तथा प्रबुद्ध। चेतनारूपी लोलक इन दो अवस्थाओं में दोलायमान होता रहता है। प्रसुप्त अवस्था के अनेक स्तर होते हैं। उनमें स्थूल, जड़ पदार्थ प्रगाढ़ता से प्रसुप्त अवस्था में होते हैं जबकि वनस्पति, जीव-जंतु, प्राणिमात्र में चेतना की जागृति कम या अधिक देखने को मिलती है। मनुष्य एक ऐसा प्राणी है, जिसमें चेतना की जागृति कुछ अधिक मात्रा में होती है, किंतु वह प्रबुद्ध नहीं है। यह जागृति जब पूर्णत्व को प्राप्त होती है तभी प्रबुद्धता प्राप्त होती है।

सामान्यत: मनुष्य अपने जीवन का एक बड़ा सा हिस्सा प्रसुप्त अवस्था में व्यतीत करता है। यह प्रसुप्ति चित्त की अवस्था है और अपने आप के या जगत् के किसी भी स्पष्ट कारण के बिना होती है। बहुत से लोग तमोगुण की प्रगाढ़ सुषुप्ति में ही अपना जीवन व्यतीत कर देते हैं। मूढ़, परंपरागत और मोहवश जीवन में से ये लोग जागते ही नहीं। उनसे आगे बढ़ कुछ लोग रजोगुण के सपनों में विहार करते रहते हैं। ऐसे लोग महत्त्वाकांक्षाएँ, ईर्ष्या तथा लोभ-मोह के चक्र में कुछ इस तरह उलझे रहते हैं जैसे कोल्हू का बैल। सत्त्वगुण का उदय होते ही मनुष्य की आँखें खुलने लगती हैं और वह प्रबुद्ध अवस्था की सीमा में अपने पाँव धरने लगता है।

मनुष्य को तमोगुण के गहन अंधकार और रजोगुण के रंग-बिरंगे सपनों से बाहर आना हो तो क्या करना चाहिए? प्रकृति के राज्य में से संस्कृति के प्रदेश में जन्म लेना चाहिए। अपनी प्राकृतिक वृत्तियों पर काबू पाकर मनुष्यत्व का गौरव

प्राप्त करना चाहिए। यह गौरव उसे अपने मूल्यों का जतन करने के लिए प्रेरित करता है। ये ऊँचे मूल्य जब उसे अपने प्राणों से अधिक प्यारे लगने लगते हैं, उन मूल्यों के लिए मनुष्य सहनशीलता की हर हद पार करने के लिए तत्पर रहने लगता है तभी वह प्रबुद्धत्व की सीढ़ियाँ चढ़ने लगता है। प्रकृति के राज्य में जब प्रसूति होती है, उसके साथ प्रसुप्ति और अबोध जुड़े हुए रहते हैं। वह जन्म शुद्ध आनंद के राज्य में नहीं बल्कि रुदन के साथ आनंद में प्रवेश है। जन्म के समय शिशु रोता है, साँस लेने के लिए उसका रोना जरूरी है। जब वह रोता है, तभी वह साँस ले पाता है। रुदन और श्वासोच्छ्वास के लिए की हुई क्रियाएँ अलग-अलग स्तर पर जरूरी है, इस तरह वह रोता है और श्वासोच्छ्वास की क्रियाएँ फिर जीवन भर यूँ ही चलती रहती हैं। यह स्थूल रूप का रुदन क्रमशः हलके-हलके रुदन में और फिर छुप-छुपकर रोने में परिवर्तित होता है, इतना ही। सामान्यतः मनुष्य का जीवन एक लंबा रुदन ही तो है। जो चला गया, उसके लिए और जो अब तक मिला नहीं, उसके लिए, यह रुदन मनुष्य की साँसों की डोर में कुछ इस प्रकार उलझा है कि जब तक वह प्रबुद्ध नहीं बनता तब तक यह रुदन भिन्न-भिन्न प्रकार से चलता ही रहता है।

मनुष्य जीवन की सबसे बड़ी करुणता यह है कि उसे प्रसुप्त अवस्था में से जाग्रत् करने की चेष्टा नहीं की जाती बल्कि एक प्रसुप्ति में से दूसरी प्रसुप्ति में, एक स्वप्न में से दूसरे स्वप्न में ले जाने की चेष्टाएँ की जाती हैं। माँ की लोरी से शिक्षण की ऊँचाइयों तक 'सो जा मेरे मुन्ने सो जा' की ही परंपरा चलती रहती है। कोई व्यापारी अपनी पेढ़ी जमाकर ऊँघता है तो सत्ताधीश अपनी कुरसी पर बैठकर झोंके खाता है। अधिकांश लोग पेट भरने के बाद सो जाते हैं। जिनके नसीब में सुख का साया नहीं होता, उसके लिए तो जीवन मानो दुःस्वप्नों की परंपरा ही होता है और उन्हें नित्य नए सुखस्वप्न देखनेवाले अलग-अलग प्रकार के जाग्रत् भी मिल जाते हैं, जो स्वयं अपनी ही मान्यता की घोर निद्रा में अलसाए से लोटते रहते हैं।

जब तक शिशु का पलना झुलाती माता या उसे संस्कृति के क्षेत्र का दर्शन करनेवाला आचार्य जागृति का गीत नहीं गाएगा तब तक मनुष्य सोता ही रहनेवाला है। हमारे यहाँ ऐसी ही जागृति की लोरी एक माँ ने गाई थी जिसका नाम था मदालसा।

अपने पुत्र अलर्क के लिए उसने जो लोरी गाई है, वह हर घर में गूँजनी चाहिए। तभी मनुष्य प्रबुद्ध चेतना को प्राप्त करने हेतु तत्पर हो उठेगा।

मदालसा अलर्क को संबोधित करते हुए कहती है—

*शुद्धोऽसि बुद्धोऽसि निरंजनोऽसि*

यानी तुम शुद्ध सनातन चैतन्य हो, सदा जाग्रत् रहना तुम्हारा स्वभाव है, तुम्हें किसी भी प्रकार की मलिनता छू तक नहीं सकती।

मदालसा की लोरी अत्यंत विलक्षण है। वह स्थूल देह को सुलाकर सूक्ष्म आत्मभाव को जगाती है। पर हम तो अपने जन्म के साथ मिले हुए शुद्ध अस्तित्व को जात-पाँत, देश-काल, आचार-विचार आदि के चौखटे में बंदिस्त करके उस पर लेबल लगा देते हैं। वह निरंजन बेदाग अस्तित्व फिर इतने सारे दागों से कलंकित हो जाता है कि मूलत: वह स्वच्छ था या नहीं, इसके बारे में ही संदेह होने लगे।

मनुष्य जब जन्म लेता है तब वह अपने नाम और रूप में, कुल और जाति में, देश और धर्म में भी जन्म लेता है। यह सारी बाहर की चीजें हैं। कुलाचार, शिक्षा और मान्यताएँ मनुष्य को इन सभी मर्यादाओं में बाँधकर रखने की चेष्टा करते हैं। कोमल बिरवे को काँटेदार बाढ़ का संरक्षण आवश्यक है, पर अगर वह उसमें पनप ही न पाए और मुरझा जाए तो वह जीवन के विकास का द्योतक नहीं है। मनुष्य तब शायद बाहर से बड़ा लगे परंतु उसकी जड़ें अंदर से खोखली हो चुकी होंगी।

प्रसुप्त अवस्था में मनुष्य अधिक से अधिकतर पाने की कोशिश करता रहता है। बड़ा बनना चाहता है, पर जब वह प्रबुद्ध अवस्था की ओर अपने कदम बढ़ाता है तब वह कम-से-कम होता जाता है। फिर उसे किसी भी चीज की लालसा नहीं रहती। वह शून्य होकर स्वयंपूर्ण बन जाता है। मनुष्य जब अपने नेत्रों से स्वयं का अवलोकन करने लग जाता है, तब वह इस अवस्था को प्राप्त करता है। उपनिषद् में ऐसे मनुष्य को *'आवृत्त चक्षु'*, यानी जिसकी आँखें अंदर की ओर मुड़ी हुई हैं, ऐसा व्यक्ति कहा जाता है।

एक बहुत ही विचित्र लगनेवाली वस्तुस्थिति यह है कि अपने स्थूल नेत्रों द्वारा व्यक्ति जब बाहर देखता है तब वह सचमुच निद्राधीन होता है। वह अपने आस-पास भोग सामग्री इकट्ठा करता रहता है। वह सपनों की बाजी लगा रहा होता है। प्रसिद्ध कवि नरसिंह मेहता कहते हैं—*'ऊँघ मा अटपटा भोग भासे'* यानी नींद में अटपटे भोगों का आभास होना। व्यर्थता को नोचते हुए व्यक्ति इस जगत् से विदा लेता है। पर जो मनुष्य अपने नेत्रों को अंदर की ओर मोड़ता है, उसे अंत में कुछ ऐसा मिल जाता है, जो धूम्रछाया नहीं बल्कि प्रकाशपुंज है।

नरसिंह ने ही कहा है, *'जागीने जोउं तो जगत् दीसे नहीं'* यानी जग कर देखता हूँ तो जगत् दिखता नहीं। जाना-पहचाना जगत् तो जैसे अदृश्य हो गया है, पर उसके स्थान पर कुछ दूसरा दिखाई दे रहा है या नहीं? नरसिंह आगे कहते हैं, *'अखिल ब्रह्मांड मा एक तू श्री हरी, जूजवे रूपे अनंत भासे'* कैसा भव्य दर्शन है यह? प्रबुद्ध नेत्रों के सामने जीवन ऐसे रूप में एक ही तत्त्व की अनंत रमणा बन प्रकाशित हो उठता है।

प्रबुद्ध चेतना को पाने के लिए दूसरे किसी का भी द्वार खटखटाने की जरूरत नहीं है। यह तो अपने आप का ऊर्ध्वकरण है, जो मात्र बौद्धिक विकास से नहीं होता। उसके लिए मनुष्य को समग्र भाव से ऊपर उठना चाहिए। भगवान् या परमतत्त्व के अस्तित्व से पहले मनुष्य को अपने अंतःकरण का परिचय होता है। हम 'अंतर्नाद' जैसे शब्दों का उपयोग करते हैं पर यह नाद या आत्मा की आवाज सुनने के लिए कितने लोग तत्पर रहते हैं? जब तक विचारों में विसंवाद और आचार में अप्रमाणिकता रहती है, तब तक अंतर में जागृति नहीं होती और प्रबुद्ध जैसा शब्द जीवित नहीं हो पाता।

अंतर की जागृति केवल आनंददायक नहीं होती तो वह मनुष्य के कंधों पर जिम्मेदारियों का बोझ भी डालती है। जब एकाध व्यक्ति ऐसा बोझ ढोने के लिए स्वेच्छा से तैयार होता है तब उसी के साथ समाज में भी एक नई चेतना पैदा होती है। मतलब उस व्यक्ति का प्रबुद्धत्व ढका हुआ दीया नहीं अपितु शिखर पर जलनेवाली मशाल है। जहाँ प्रबुद्धत्व को पाना तो दूर, उसे पाने की कामना तक नहीं होती, वहाँ प्रजा का सर्वनाश होता है और तब ऐसे मुट्ठी भर प्रबुद्ध लोग देश को मरने नहीं देते।

भगवान् बुद्ध के लिए दो विशेषण एक साथ प्रयोग होते हैं—सम्मा संबुद्ध, सम्यक् संबुद्ध। इसी के साथ बुद्ध को 'महा कारुणिक' परम करुणावान् भी कहा जाता है। समुचित प्रज्ञा और निर्हेतुक करुणा साथ ही रहती है। ऐसे प्रबुद्ध और करुणावान मनुष्य का बरताव कैसा होता है, उसका दर्शन हमें संस्कृत सुभाषित में इस प्रकार देखने को मिलता है। जिसका अनुवाद कुछ इस प्रकार है—

*सर्व प्राणी सह मैत्री, गुण संग प्रमोदिता*
*उद्धत संग ताटस्थ्य, करुणा सर्व के प्रति।*

□

# 4

# मुझे खोजो

भरी दुपहरी में जब बड़े-बूढ़े वामकुक्षी कर रहे होते हैं तभी पड़ोस के बच्चों को छुपा-छुपी का खेल सूझता है। उनकी दौड़-धूप और शोर-शराबे से पूरा मोहल्ला गूँज उठता है। छिपने के लिए जगह की गहरी तलाश शुरू होती है। छिपने के लिए घर से सुरक्षित जगह और कहाँ हो सकती है? उन्हें किसी की डाँट-फटकार की जरा सी भी परवाह नहीं होती है बल्कि वह बखूबी यह जानते हैं कि कोई उनके आने-जाने पर रोक लगाए ऐसी जरा सी भी संभावना यहाँ नहीं होती। इसीलिए छीपनेवालों के लिए घर मानो स्वर्ग है।

बिस्तर पर लेटे-लेटे मैं यह देख रहा था, एक बच्चा बगलवाले कमरे में छुप गया था। एक-पर-एक रखे गए संदूकों के दो ढेरों के बीच उसे छिपने के लिए बहुत ही आदर्श जगह मिल गई थी। जहाँ आसानी से किसी की नजर उस पर नहीं पड़ेगी। पर इतनी अच्छी जगह पर छुप जाने पर भी वह संतुष्ट नहीं है। बार-बार खड़े होकर पीछेवाली खिड़की में से बाहर की ओर झाँकता है कि उसे ढूँढ़ने कोई आ रहा है या नहीं। केवल छिपे रहने में खेल का मजा नहीं आता, छिपे होने पर लाख कोशिशों के बाद भी जब दूसरा ढूँढ़ने में सफल नहीं हो पाता तब आता है खेल का असली मजा।

अब यह बच्चा छिप तो गया है, पर कोई उसे ढूँढ़ने ही न आया तो? तो वह खिड़की में से चिल्ला उठता है 'चेतन! मैं कहाँ हूँ?' और इस तरह उसका छिपना निरर्थक हो जाता है। पर उसे इस बात की कोई परवाह नहीं

होती। वह तो फिर से चिल्ला उठता है 'चेतन! मैं कहाँ हूँ?'

मेरी आँखों से नींद तो कब की गायब हो चुकी थी। पर उसके इन शब्दों ने मेरे मन को जरूर किसी अज्ञात दिशा की ओर दौड़ने पर मजबूर कर दिया। मन में आया, जैसे ईश्वर ही हमारे साथ यही खेल खेल रहा है। वह छिप गया है और कोई उसे ढूँढ़ नहीं रहा। इसीलिए किसी अज्ञात स्थान से वह हमें पुकार रहा है, 'कोई मुझे ढूँढ़ो'। जिस किसी को ईश्वर की यह आवाज सुनाई देती है, वह उसे खोजने निकल पड़ता है और आवाज की दिशा में बढ़ाए हुए उसके कदम उसे ईश्वर तक पहुँचा भी देते है। इसीलिए ईश्वर को पाना जितना कठिन है, उतना ही सरल भी। आज तड़के ही मुझे इस बात का अहसास हुआ। हम कुछ दोस्त प्रतिदिन प्रात: घूमने को निकलते हैं और निश्चित स्थान से सूर्योदय का नजारा देखते हैं, पर आज आसमान में इतने बादल छाए हुए थे कि लगा, आज शायद सूर्य-दर्शन न हो पाएँगे। हमारे मन में सूर्य-दर्शन करने की चाहे जितनी ही प्रबल इच्छा क्यों न हो, पर तब सूर्य के मन भी में दर्शन देने की ऐसी ही इच्छा हो, यह जरूरी तो नहीं! पर अचानक ही जैसे चमत्कार हुआ। जैसे सूर्य को ही बादलों के पीछे छिपना अब अच्छा नहीं लग रहा था। अचानक सूर्योदय के समय सारे बादल अपने आप छँट गए। सूर्य जैसे मुसकराकर पूछ रहा था 'बोलो कहाँ हैं बादल?'

शायद हमारे अंतर्मन में भी इसी तरह बादल छा जाते होंगे और सूर्य उन्हें भेदकर प्रकाशित होता होगा। यह बात और है कि हमारे नेत्र यह देख पाने में असमर्थ हों, क्योंकि हमारे कानों में उसकी आवाज ही न सुनाई दी हो। हमारे अंतर के आकाश में जो नित्य देदीप्यमान है, उसका दर्शन दुर्लभ क्यों? हर आती साँस के साथ वह कह रहा है 'मैं यहाँ हूँ।' खिड़की में से झाँकते, पुकारते बिलकुल उस बच्चे की तरह वह हमारी पलकों के किनारे बैठ हमें पुकार रहा है। पर हमारी नजर अपने अंदर जाती ही नहीं। पड़ोसी के यहाँ रंगीन टी.वी. सेट की चकाचौंध देखकर हमारी आँखें चुँधिया जाती हैं, अंधकार छा जाता है, पर अंतर में बैठे उस परम सुहृद की तरफ आँख उठाकर नहीं देखते। वह तो हमारे अंदर ही छिपा बैठा होता है।

अब ऐसे अंधकार में से बाहर आने के लिए तथा सत्य की निर्मल दृष्टि पाने के लिए प्रार्थना ही एकमात्र उपाय है।

*ॐ हिरण्मयेन पात्रेण सत्यस्यापिहितं मुखं।*
*त त्वं पूषन् अपावृणु सत्यधर्माय दृष्टये*

(—*ईशावास्य उपनिषद्*, 15)

सत्य का मुख देखने की साधक की लगन चाहे कितनी भी तीव्र हो, सुवर्णमय पात्र का ढक्कन खोलना बहुत कठिन है, ऋषि यह जानते हैं, इसीलिए पूषन् की प्रार्थना करते हैं। उन्हें इस बात का पूर्ण विश्वास है कि पूषन् ही यह ढक्कन खोलकर देगा। शायद पूषन् ही ऋषि को इशारा कर रहे हों कि 'आओ मेरे पास, मैं यह ढक्कन खोल दूँ।'

वैसे तो हम सारे ही उस छिपे हुए आनंद को ढूँढ़ने निकल पड़े हैं। पर आनंद बाहर ढूँढ़ने से नहीं मिलता। वह तो हमारे अंतर में ही छिपा होता है, हमें पुकार रहा होता है, 'चेतन! मैं यहीं हूँ।' जिसके कानों में यह आवाज पड़ जाती है, उसकी दौड़ थम जाती है। हमारी लाख कोशिशें, लाख क्रियाएँ, लाख साधन संपत्ति को छोड़ उसके लिए मात्र थोड़ा सा अवकाश निकालना होगा। चैतन्य के दर्शन की कामना एकतरफा नहीं होती। परमचैतन्य स्वयं अपना दर्शन देने हेतु उत्सुक होता है। रोमन जेल में पड़े हुए रब्बी अकीबा ने अपने शिष्य से कहा—बेटे! बछड़ा अपनी माँ का दूध पीने के लिए जितना मचलता है, उससे अधिक गाय अपने बछड़े को दूध पिलाने के लिए आतुर होती है। अपने अंदर की प्रभु की प्रेमातुर वाणी सुनकर ही कबीर ने कहा होगा—

*चिंतामणि मन में बसै, सोई चित्त मैं आणि।*
*बिन चिंता चिंता करे इहे प्रभु की वाणी॥*

जिसे किसी बात की चिंता नहीं, वह हमारे अंतर में बैठा हमारी चिंता करता रहता है, उसकी वाणी सुनें।

□

# 5

# अरुण का आगमन

*श्रद्धां प्रातर्हवामहे*

प्रभात काल में श्रद्धा का आह्वान करते हैं।

(—*ऋग्वेद, 10-151*)

रात्रि के गहन अंधकार को चीरकर सूर्य पूरब दिशा के आकाश में आता है, तब तुरंत उसका उदय नहीं हो जाता। सूर्योदय के पहले ऊषा की आभा और अरुण की अरुणिमा आकाश में छा जाती है। मानो सूर्य के स्वागत के लिए रंगोली बना रहे हो। रात्रि का साम्राज्य अब खत्म हो चला है। अब प्रभात निश्चित है, 'अंधकार का लय और प्रकाश की जय' ऐसी श्रद्धा की रंगीन रागिनी अरुण हमें सुनाता है।

पुराणों में अरुण को सूर्य का सारथि कहा गया है। सूर्य के सभी सात अश्वों को वह रथ में जोतकर दिन की यात्रा के लिए उन्हें तैयार रखता है। सूर्य को पूर्वांचल में लाने का कार्य अरुण करता है और जब सूर्य नारायण के प्रकाश से दिशाएँ देदीप्यमान हो जाती हैं तब उसी प्रकाश में स्वयं को विलीन कर अरुण सूर्य का यश दिगंत में फैला देता है। अरुण का कोई विशिष्ट अस्तित्व नहीं है। अरुण तो अपंग है, पर वह सूर्य के अश्वों को नियंत्रित रखता है। भगवान् सूर्य का भुवन विजय सार्थक करता है।

सूक्ष्मद्रष्टा पुराणकारों ने अरुण को अपंग क्यों कहा है? पुराणों के

अनुसार कश्यप मुनि की दो पत्नियाँ थीं—कद्रू और विनता। कद्रू ने सैकड़ों सर्पों को जन्म दिया जब कि विनता के गर्भ से दो अंडों का जन्म हुआ। बहुत समय बीत जाने पर भी जब अंडे नहीं फूटे तब विनता का धैर्य टूट गया। उसने एक अंडे को फोड़कर देखा तो उसमें से अर्ध-परिपक्व सा अरुण बाहर निकला। स्वयं को ऐसी अपरिपक्व अवस्था में बाहर लाने के लिए अरुण ने क्रोधित होकर अपनी माँ को बंदिनी बनने का शाप दे डाला। विनता के दूसरे पुत्र गरुड़ ने अपनी माँ को बंधनमुक्त किया। अरुण यानी अर्ध परिपक्व प्रकाश की आभा। अभी मनुष्य के अज्ञान की रात्रि का पूरी तरह से विलय नहीं हुआ है और साक्षात्कार का सूर्य जगमगाहट के साथ, किसी ठोस अनुभूति की मुहर लगा प्रकट नहीं हुआ है तब की अवस्था। मनुष्य अगर इसी अवस्था को 'सिद्धि प्राप्ति' मान ले तो उसकी मुक्ति के बदले उल्टा बंधन में फँसने की संभावना अधिक होती है। इसीलिए अरुणोदय का समय प्रशांत श्रद्धा का समय है, शांत, दृढ़ उपासना के लिए समुचित समय है, अपनी जीवन सिद्धि मानकर नाच उठने का समय नहीं है।

अरुण को अपंग दर्शाने के पीछे हमारे द्रष्टाओं की मंशा इसी सत्य को सामने रखने की लगती है। पौ फटने से पहले तड़के उठकर जिन्होंने सूर्योदय की प्रक्रिया देखी हो, उन्हें प्रभात धीरे-धीरे किस प्रकार खिलता है, इस बात का पता होगा। प्राची के आकाश में सूर्य गेंद की तरह अचानक उछलकर ऊपर नहीं आ जाता बल्कि उसका विश्व प्रवेश बड़े ही धीर गंभीर और गौरवपूर्ण तरीके से होता है। मनुष्य के जीवन की साधना में भी सत्य का प्रकाश इसी तरह उदित होता है। मन की मलिनता धीरे-धीरे धुलने लगती है, बंधन शिथिल होने लगते हैं। ज्ञान की आभा फैलने लगती है और सहज आनंद का समीर मंद-मंद बहने लगता है। मन प्रफुल्लित होने लगता है। मनुष्य जैसे अपने ही कोष में से बाहर निकलने लगता है। अज्ञान और राग-द्वेष की बेड़ियाँ जैसे टूटकर बिखरती हुई सी लगती हैं। पर अगर इसी अवस्था में आत्मसंतोष पाकर मनुष्य सत्य प्राप्ति के भ्रम में कूद पड़े तो? तो फिर उसकी दशा अरुण जैसी हो जाएगी। या तो वह अपनी ही भ्रमणा के गर्त में डूबता चला जाएगा या फिर लोगों को गलत राह दिखाएगा। मनुष्य को चाहिए कि ऐसी अरुणोदय की वेला में वह अधिक स्वस्थ और आत्मदर्शन की प्रतीक्षा करे। इसीलिए इस वेला

को ब्रह्म मुहूर्त भी कहते हैं। ब्रह्म का आविर्भाव बस होने ही वाला है, ऐसी दृढ़ श्रद्धा के साथ विश्व के प्रकाश के साथ-साथ अपने अंतर्मन को भी प्रकाशित करने हेतु ब्रह्मचिंतन में लीन होकर इस साधना के समय को व्यतीत करें।

भगवान् बुद्ध के जीवन में इस ब्रह्मविहार की स्पष्ट झाँकी हमें देखने को मिलती है। भगवान् बुद्ध को ज्ञान-प्राप्ति होते ही वह तुरंत उसके प्रचार हेतु नहीं चल पड़े अपितु आत्मानंद में लीन हो गए। फिर जब ब्रह्मा ने, यानी उनकी जाग्रत् प्रज्ञा ने उन्हें लोगों को इस मार्ग का उपदेश देने हेतु प्रेरित किया तब वह धर्म ज्योति लिए निकल पड़े। कई बार लोग अपनी अधूरी साधना में अपने अहं भाव को ही सत्य मानकर उसका प्रचार करने निकल पड़ते हैं, ऐसे लोगों की ओर देखकर अरुण की पंगुता का अहसास होने लगता है। मन के क्षितिज पर उदित होते सत्य के आगमन की पहली किरण को देखकर ही जो पागल हो उठता है, उसकी धारणा शक्ति कितनी होगी? इसीलिए भोर की वेला में उठ, अत्यंत धैर्य से, प्रसन्नता से प्रकाश की प्रतीक्षा करना यही अरुणोदय का संदेश है। जो ऐसी श्रद्धा की लालिमा ग्रहण कर प्रतीक्षा कर सकता है, उसी के सामने सत्यनारायण साक्षात् प्रकट होते हैं और फिर मन का कोना-कोना जगमगा उठता है। संदेह के लिए वहाँ फिर कोई स्थान नहीं होता। पूर्ण साक्षात्कार के प्रदेश में मानव फिर निर्भय होकर विचरण करता है।

शुभ गुणों का उदय होने लगे तब हमें उसका संकेत समझ लेना चाहिए कि यह अरुणिमा है, आखिरी प्राप्ति नहीं। अभी तो सर्वगुण से परे परम श्वेत प्रकाश से जगमगाते, त्रिगुणात्मक अवस्था के सूर्योदय की अपने जीवन में तैयारी हो रही है। दैवी संपदा का उदय मुक्ति का सारथी है, संदेशवाहक है, पर स्वयं मुक्ति नहीं है। बिना आदित्य के परम सत्य के आधार के यह स्थिति पंगुता की तरह ही, यानी अपने आपके बल पर न टिकने योग्य होती है। फिर किसके बल पर टिकेगी? बाहर जैसे-जैसे प्रकाश उदित होता जाएगा, वैसे-वैसे हमारे अंतर्मन में भी श्रद्धा से परम शक्तियों के अश्वों को जोतना होगा। हमारी इंद्रियाँ, मन वगैरह ऐसे ही अश्व हैं, जिन्हें परम सत्य के आरोहण हेतु तैयार करना होगा। संयमित बनाना होगा। परम प्रकाश की ऐसी एकाग्र आराधना के लिए ही अरुणोदय हमें प्रेरित करता है। इसीलिए वैदिक ऋषि की प्रार्थना हर अरुणोदय के साथ नवीन तेज धारण करती हुई आज भी सुनाई देती है।

*विश्वानि देव सवित्र*
*दुरितानि परा सुव*
*यद् भद्रं तन्न आ सुव*

(अनंत विश्व के स्वामी देव सविता नारायण !
हमारी दुरिता दूर करो और जो कुछ भी कल्याणप्रद है, उसे लाओ।)

□

# 6

# जीवन जल

महाभारत का युद्ध संपन्न हुआ। कृष्ण द्वारिका जाने के लिए चल पड़े। राजस्थान में से गुजरते समय मार्ग में मुनि उत्तंक का आश्रम आया। श्रीकृष्ण उनके आश्रम में उतरे। मुनि ठहरे रेगिस्तान में रहनेवाले, उन्हें महाभारत के संहार का कुछ पता नहीं था। पर श्रीकृष्ण दूत बनकर संधि करवाने गए हैं, ऐसा धुँधला सा समाचार उन तक पहुँचा था। उन्होंने श्रीकृष्ण से पूछा, 'जनार्दन! कौरवों तथा पांडवों के बीच सबकुछ सुलझ तो गया न? अच्छा हुआ। आपने भाइयों के बीच सुलह करवा दी।' श्रीकृष्ण बोले, 'नहीं मुनिवर! मेरे बहुत प्रयत्न करने पर भी सुलह नहीं हो पाई, कौरव-पांडवों के बीच घमासान युद्ध हुआ, उसमें सारे कौरवों का विनाश हो गया।'

यह सुनकर मुनि उत्तंक के क्रोध की सीमा न रही। सर्व समर्थ होने पर भी कृष्ण सुलह नहीं करवा पाए, यह सुनकर वह बोले, 'वासुदेव! यह तो बड़ा भारी अनर्थ हो गया। आपके वहाँ रहते आपने यह विनाश होने कैसे दिया? मैं इसके लिए तुम्हें शाप दूँगा।'

श्रीकृष्ण हँसकर बोले, 'मुनिवर! अपने थोड़े से तपप्रभाव से मेरा कोई पराभव नहीं कर पाएगा। आपने बहुत गुरुसेवा की है और मैं उसे विफल नहीं होने दूँगा। मैं आप पर प्रसन्न हूँ। वर माँगो।'

मुनि उत्तंक को अमित तेजस्वी श्रीकृष्ण के विराट् रूप का दर्शन हुआ। वे हाथ जोड़कर गद्गद कंठ से स्तुति करने लगे। वह स्वयं तो निस्पृह थे।

क्या माँगते? पर रेगिस्तान में पानी की भीषण समस्या थी, इसलिए जब भी जहाँ भी पानी की जरूरत आन पड़े, वहाँ पानी मिल जाए, ऐसा वरदान माँगा। श्रीकृष्ण तथास्तु कहकर द्वारिका की राह हो लिये। एक दिन मुनि रेगिस्तान में रास्ता भूल गए। प्यास से कंठ सूख रहा था, पर कहीं पानी नहीं दिखाई दे रहा था। उन्होंने कृष्ण का स्मरण किया और इतने में ही उन्होंने देखा कि एक चंडाल अपनी चमड़े की पखाल में पानी भरकर लाया है और उन्हीं को पुकार रहा है। आइए मुनिराज! इस पानी से अपनी प्यास बुझाइए। उत्तंक जैसे महामुनि एक चंडाल के हाथों से पानी पिएँगे, यह कैसे हो सकता है? उन्होंने चंडाल को तिरस्कृत करके भगा दिया। श्रीकृष्ण पर भी बहुत क्रोधित हुए। वहीं श्रीकृष्ण प्रकट हुए और बोले, मुनिराज! आप अपने अहंकार के कारण अमृत न पा सके। चांडाल का रूप धरकर स्वयं इंद्र आपको अमृतपान कराने आए थे। पर अपनी पवित्रता के घमंड में आपने अपने जीवन का अमृत खो दिया।

मुनि उत्तंक के पश्चात्ताप का पारावार न रहा पर अब हो ही क्या सकता था? श्रीकृष्ण ने उन्हें आश्वासन दिया कि जब भी उन्हें जरूरत होगी तब रेगिस्तान में मेघ बरसने लगेंगे और मरुस्थल में बरसते ये मेघ उत्तंकमेघ के नाम से जाने जाएँगे। स्वयं की जाति, कुल या तप की उच्चता का स्मरण कराती मनोवृत्ति भी रेगिस्तान की तरह ही होती है। अन्य के प्रति समभाव, स्नेह और आदर का झरना जहाँ प्रकट होता है, वहाँ जीवन जल है, अमृत है।

□

7

# सत्य महिमा

*वरं कूपशताद् वापी, वरं वापी शतात् क्रतुः*
*वरं क्रतुशतात् पुत्रः सत्यं पुत्रशताद् वरं॥*
(सौ कुँओं से भली बावड़ी, सौ बावड़ी से भला यज्ञ,
सौ यज्ञों से भला पुत्र, सौ पुत्रों से भला सत्य।)
*अश्वमेध सहस्रं च सत्यं च तुलया धृतम्।*
*अश्वमेध सहस्रादि सत्यमेव विशिष्यते॥*
(अश्वमेध हजारों भी यदि सत्य के साथ तुले,
अश्वमेधों से भारी पलड़ा सत्य का ही झुके।)
सर्ववेदाधिगमनं सर्वतीर्थावगाहनम्
सत्यं च वदतो राजन् समं वा स्यान्न वा समं।
(ज्ञान सर्व वेदों का, सब तीर्थों का स्नान भी
सत्य वचन के सामने, राजन सम है या नहीं?)
नास्ति सत्यात्परो धर्मो न सत्याद् विद्यते चरम्
न हि तीव्रतरं किंचित् अनुतादि विद्यते।
(सत्य से पर न धर्म, सत्य से पर नहीं कुछ भी
असत्य के शूल के जैसा जगत् में नहीं कुछ भी।)
*राजन् सत्यं परं ब्रह्म, सत्यं च समयः परः*
*मा त्याक्षीः समयं राजन सत्यं संगतमस्तु ते।*
(सत्य तो ब्रह्म है राजन, सत्य ही है शुभ घड़ी

सत्य की न त्यजो वेला, संगति तव सत्य हो।)

महाभारत के शकुंतलोपाख्यान में शकुंतला का दुष्यंत को संबोधन,

(—*आदिपर्व अ. 69 श्लोक 21-25*)

□

# 8

# अंध श्रवणभक्ति

सावन का महीना जैसे कथा-श्रवण का महीना। इस महीने में आसमान से बरसती मेघधाराओं और धरती पर वाग्धाराओं की जैसे होड़ सी लग जाती है। चातुर्मास के ये चार महीने साधु, संन्यासी और मुनि आदि एक ही स्थल पर बिताते हैं—उन्हें सुनने के लिए श्रोताओं की भीड़ उमड़ पड़ती है। यह श्रवण अगर केवल कानों को स्पर्श करके झर जाए और हमारी दृष्टि अगर ज्योति न बन पाए तो वह श्रवण व्यर्थ है। कथा श्रवण से मनुष्य-जीवन में अगर प्रकाश की किरण भी न पड़े तो वह श्रवणभक्ति की करुणांतिका है।

सावन श्रुति और दृष्टि के संकलन का पावन महीना है। श्रवण का संदेश एक करुण चीख के समान है, दृष्टिपटल खोलने के लिए है। धर्मकथा के श्रोताओं को यह बात नहीं भूलनी चाहिए।

भक्त श्रवण की कथा सर्वविदित है, उसके जैसा माता-पिता का भक्त शायद ढूँढ़ने से भी न मिले। उसने अपने माता-पिता की इच्छा जानकर उन्हें काँवड़ में बैठा कर, अपने कोमल कंधों पर काँवड़ उठाकर उन्हें तीर्थयात्रा करवाई। आज भी कई माता-पिता अपने पुत्र के समक्ष श्रवण का आदर्श रखते हैं। पर श्रवण की यह भक्ति सुदृढ़ होते हुए भी आदर्श नहीं है, अंध माता-पिता की वह अंधभक्ति ही है, परिश्रम यदि केवल श्रवण को उठाना होता तो बात और थी, पर यह काँवड़ यात्रा उसके माता-पिता के लिए भी कष्टदायक हो सकती है। क्या यह बात श्रवण ने सोची थी? उन वृद्धों को मंदिर की सीढ़ियाँ

चढ़वाना, नदियों के घाट पर स्नान करवाना, उनके खाने-पीने का ध्यान रखना, इन सभी में श्रवण को तो सेवा का अवसर मिला किंतु उन वृद्धों को कितना कुछ सहना पड़ा होगा? श्रवण की भक्ति ऐसे ही अंध वजन को उठाती है, उसकी अंधभक्ति को दृष्टि मिले, ऐसा पुण्यकार्य इसमें नहीं है।

तीर्थयात्रा करने की माता-पिता की इच्छा को श्रवण अधिक सच्चे तीर्थ की ओर परिवर्तित कर सकता था। इससे स्वयं को परिश्रम से बचाने का हेतु हरगिज न रहने पर भी माता-पिता को यात्रा में होनेवाले कष्टों से जरूर बचाया जा सकता था। पर श्रवण शब्दों का आज्ञाकारी बना रहा, शब्दों के परे रहनेवाले चिरंतन सत्य का नहीं। भक्त पुंडलिक की तरह वह भी अपने माता-पिता को किसी अच्छे स्थान पर रखकर उनकी सेवा कर उन्हें आत्मतीर्थ में स्नान करवा सकता था। माता-पिता ने यदि जिद भी पकड़ी होती तब भी स्नेह से, शांतिपूर्ण ढंग से उन्हें समझाने का प्रयत्न क्या वह नहीं कर सकता था? परंतु श्रवण के सामने केवल शब्द है, शब्दों के परे रहनेवाला प्रकाश नहीं, केवल कान है, आँखें नहीं, और फिर अंत में जैसे दृष्टिहीन कथाश्रवण व्यर्थ होता है, वैसा ही कुछ इस महाभक्त के साथ भी हुआ। घुप्प अँधेरी रात, घना जंगल··· माता-पिता को प्यास लगी थी। श्रवण ने तुरंत अपने कंधों से काँबड़ उतारकर नीचे रख दी, घड़ा लेकर जलाशय पर पहुँचा। घड़े को पानी में डुबोते ही डब-डब की ध्वनि हुई, ठीक इसी वक्त शब्दभेदी बाणों से शिकार खेलने के शौकीन राजा दशरथ वहाँ शिकार की ही प्रतीक्षा कर रहे थे। डब-डब की ध्वनि सुनते ही उन्होंने यह सोचकर कि शायद कोई जानवर पानी पी रहा है, तुरंत ही बाण चला दिया। कैसी करुणांतिका है यह? या फिर इससे भी करुण कथनी का प्रारंभ है यह? दशरथ के बाण छोड़ते ही एक हृदयद्रावक चीख सुनाई दी। राजा दशरथ तत्क्षण समझ गए कि उनके हाथों कुछ अघटित हो गया है। प्राणी की जगह उनके बाण ने किसी मनुष्य के प्राण हर लिये है। राजा दशरथ दौड़ते हुए घटनास्थल पर पहुँचे—श्रवण को अपनी बाँहों में उठाया, किंतु श्रवण ने उनके समक्ष अपने माता-पिता को जल पिलाने की आखिरी इच्छा व्यक्त करके प्राण त्याग दिए। राजा दशरथ पानी का घड़ा हाथ में उठाए वृद्ध माता-पिता के पास गए। वृद्ध माता-पिता आवाज से ही पहचान गए कि यह उनका पुत्र नहीं है। हकीकत जानकर उन वृद्धों ने बहुत

कल्पांत किया और क्रोध से राजा को भी स्वयं की ही तरह पुत्रवियोग में मृत्यु प्राप्त हो, ऐसा शाप दे डाला। राजा ने जिस प्रकार बिना सोचे-समझे शब्द की दिशा में बाण चला दिया, ठीक उसी प्रकार अविचारी शाप का भोग बन राजा को अपने प्राण भी त्यागने पड़े।

हम चाहे कितना समय कथा श्रवण में बिताएँ, अगर उसमें से जीवन जीने की दृष्टि न मिली तो सारा श्रवण अंध है, व्यर्थ है। उसका अकाल विनाश ही होगा। कथा श्रवण की भी तीर्थयात्रा जैसी महिमा है। भागवत कथा हमें कौन से तीर्थ की पावन गंगा में स्नान कराती है? हमें कथा श्रवण द्वारा जिस तीर्थ पर जाना है, उसकी सूची देते हुए शास्त्र कहता है—

*सत्यं तीर्थं, क्षमा तीर्थं, तीर्थं इन्द्रियनिग्रह*
*सर्वभूतदया तीर्थं सर्वत्रार्जवमेव च*
*दानं तीर्थं दमः तीर्थं सन्तोषः तीर्थंमुच्यते*
*ब्रह्मचर्य परं तीर्थ, तीर्थं च प्रियवादिता*
*ज्ञानं तीर्थं, धृतिः तीर्थं पुण्य तीर्थं उदाहृतम्*
*तीर्थानां अपि तत् तीर्थं विशुद्धिमनसः परा*

(—*तीर्थस्वरूपम स्वाध्याय सुधा*, पृ. 36)

सत्य तीर्थ है, क्षमा तीर्थ है,इंद्रिय निग्रह तीर्थ है
और प्राणिमात्र के साथ ऋजुता रखना भी तीर्थ है :
दान तीर्थ है दम तीर्थ है, संतोष तीर्थ है,
ब्रह्मचर्य परम तीर्थ है और मधुर वचन बोलना भी तीर्थ है
ज्ञान भी तीर्थ है, धैर्य भी तीर्थ है, पुण्यकर्म भी तीर्थ है
और शुद्ध मन तो तीर्थों का तीर्थ है।

हम स्वयं जैसे वृद्ध माता-पिता हैं और अपने श्रवण के कंधे चढ़ तीर्थयात्रा को निकले हैं—कथा श्रवण कर-करके हम किस तीर्थ को पहुँचेंगे? ऊपर जितने तीर्थों की सूची दी गई है, उसमें से एक की भी हम आंतरिक यात्रा कर सकें तो वह हमारा अंधत्व दूर कर दे। श्रवणभक्ति जब दर्शनशक्ति में परिवर्तित हो जाती है, तभी हमारी यात्रा पूर्ण होती है।

□

# 9

# प्राण की खुराक

शौनक कापेय और अभिप्रतारी काक्षसेनी को भोजन परोसा जा रहा था। तभी वहाँ एक ब्रह्मचारी आया और भिक्षा माँगने लगा, पर उसे भिक्षा नहीं दी गई। ब्रह्मचारी ने कहा—एक देव है, जो चार महात्माओं को खा जाता है, वह भुवन का रक्षक है, वह सर्व में निवास करता है पर देखनेवाले उसे देख नहीं सकते। उसी के लिए यह खाना बना था, पर उसी को नहीं दिया गया।

दोनों ने पूछा, ब्रह्मचारी! वह देव कौन है? ब्रह्मचारी ने जवाब दिया, वह देव सूत्रात्मा वायु है और जो चार महात्मा हैं, वो हैं—अग्नि, सूर्य, चंद्र और जल। जब अग्नि बुझ जाती है, तब वह वायु में लीन हो जाती है, जब सूर्य अस्त होता है, वह वायु में ही लीन हो जाता है, जब चंद्र अदृश्य हो जाता है तब वह वायु में ही लीन हो जाता है और जब जल सूख जाता है, वह भी वायु में ही लीन हो जाता है। वायुदेव इन चारों को खा जाते हैं, इसलिए यह चारों वायुदेव की खुराक हुई। यह हुई अधिदैवत या प्रकृति विषयक दृष्टि।

आध्यात्मिक अथवा शारीरिक दृष्टि से देखा जाए तो प्राण में वह देव बसा है—चार महात्मा हैं—वाणी, चक्षु, श्रोत्र और मन। जब मनुष्य सोता है तब वाणी प्राण में लीन हो जाती है, चक्षु प्राण में लीन होते हैं, श्रोत्र प्राण में ही लीन होते हैं और मन भी प्राण ही में लीन होता है। प्राणदेव इन चारों को खा जाता है, इसलिए यह प्राण की खुराक है।

यह सयुग्वा रैक्व नामक ऋषि द्वारा दी हुई रहस्यविद्या है। यह सूत्रात्मा

वायु या प्राणदेव सभी के अंदर बसता है, सभी खुराक उसे ही पहुँचता है। मेरा, आपका सभी का प्राण एक ही है। प्राण की तृप्ति के लिए ही यह अन्न पकाया गया था। प्राण ने माँगा, पर प्राण को नहीं दिया गया।

शौनक कापेय ने ब्रह्मचारी के कहने पर विचार किया और प्रसन्न होकर निम्नलिखित शब्दों में प्राण की स्तुति करने लगा—

*आत्मा देवानां जनिता प्रजानां*
*हिरण्य दृष्टो बभसोऽन सूरि:*
*महान्तमस्य महिमानमाहु:*
*अनन्यमानो यदनन्नमत्ती:*

(यह प्राण देवों की आत्मा है, प्रजोत्पादक है
हिरण्मयी जिसकी दाढ़ है जो कभी खराब नहीं होती।
भक्षक है, वह प्रेरक है। उसकी महिमा महान् है। वह अन्न को खाता है पर उसे कोई नहीं खा सकता।)

फिर उन्होंने ब्रह्मचारी से कहा—हम सभी उस देव के उपासक हैं, विस्मृति के कारण हम उसे भूल गए थे, ऐसा कहकर उन्होंने उस भिक्षुक की पूजा की और उसे भिक्षा भी दी।

जो कोई इस रहस्य को जान जाता है, वह अन्न को खाना सीख जाता है। '*अन्नादो भवति य एवं वेद।*' जो दूसरों को खिलाकर खाता है, वही अन्न को खाने का अर्थ समझता है।

*(छांदोग्य, चतुर्थ प्रपाठक, चतुर्थ खंड पर से)*

□

# 10

# लोकनायक राम

आर्यपुरुष कैसा होता है? इसका वर्णन वाल्मीकि रामायण में अत्यंत सुंदर और समर्थ शब्दों में किया गया है—महर्षि वाल्मीकि अपने इस महाकाव्य में देवर्षि नारद से पूछते हैं—किसके गुण गाऊँ? इस प्रश्न में और नारद के उत्तर में आर्यजनों का आदर्श कैसा हो? इसे बहुत सुंदर ढंग से सारे अंग-उपांगों से चित्रित किया है।

आज के युग में हमारे सामने ऐसा आदर्श रखने की परम आवश्यकता है। वाल्मीकि का प्रश्न अपने आप से बार-बार पूछने की जरूरत है और नारद ने अपने उत्तर में रामचंद्र के जिन गुणों का वर्णन किया है, उन्हें अपने जीवन में उतारने की आवश्यकता है। यही राम की सच्ची पूजा और रामायण पारायण है। राम को हृदय में धारण किए बिना रामराज्य कभी नहीं लाया जा सकता। इसकी शुरुआत भी स्वयं से ही करनी होगी।

यहाँ वाल्मीकि के प्रश्न और नारद के उत्तर इस प्रकार के मनन, चिंतन और व्यवहार के लिए दिए गए हैं। वाल्मीकि पूछते हैं—

*को तस्मिन् साम्प्रतं लोके गुणवान कश्च वीर्यवान्*
*धर्मज्ञश्च कृतज्ञश्च सत्यवाक्यो दृढव्रतः*
*चरित्रेण च को युक्तः सर्वभूतेषु को हितः*
*विद्वान् कः कः समर्थश्च कश्चैकः प्रियदर्शनः*
*आत्मवान् को जितक्रोधो द्युतिमान कोऽनसूयक*
*कस्य बिभ्यति देवाश्च जातरोषस्य संयुगे*

(इस समय संसार में गुणवान, पराक्रमी, धर्मज्ञ, कृतज्ञ, अर्थात् उपकारों को न भुलानेवाला, सत्यवक्ता और दृढ़प्रतिज्ञ कौन है?

सदाचारी, समस्त प्राणिमात्र का हितचिंतक, विद्वान्, सामर्थ्यवान और एकमात्र सुंदर, प्रियदर्शन पुरुष कौन है?

मन पर अधिकार रखनेवाला क्रोध को वश में रखनेवाला कांतिवान और कभी किसी से द्वेष न रखनेवाला कौन है?

तथा संग्राम में जो पुण्यप्रकोपी बन जाए तब देवता भी जिनसे डरते हैं, ऐसा कौन है?)

यह सुनते ही तुरंत नारद के होंठों पर श्रीराम का नाम खेलने लगता है, महर्षि वाल्मीकि की अमर वीणा पर युगों तक जिनका नाम गूँजता रहेगा, वैसे तो एक ही पुरुष है, राम का परिचय देते हुए नारद कहते हैं।

*इक्ष्वाकुवंन्शप्रभवो रामो नाम जनैः श्रुतः*
*नित्यात्मा महावीर्यो द्युतिमान् धृतिमान् वशी*
*बुद्धिमान् नीतिमान् वाग्मी श्रीमान शत्रुनिर्बहणः*

(महाराजा इक्ष्वाकु के वंश में जन्म लेनेवाले एक-ऐसा पुरुष, जो जगत् में राम नाम से जाने जाते हैं, वही हैं मन को वश में रखनेवाले, महाबलवान, पराक्रमी, कांतिवान, धैर्यवान और जितेंद्रिय। वह बुद्धिमान, नीतिज्ञ, उत्तम वक्ता, शोभायमान और शत्रुओं के संहारक हैं।

राम के गुणों का वर्णन करने के पश्चात् नारद उनके सुंदर, सुडौल और सुदृढ़ शरीर एवं स्निग्ध, प्रतापी व्यक्तित्व का वर्णन करते हुए कहते हैं—

*विपुलांसो महाबाहुः कम्बुग्रीवो महाहनुः*
*महोरस्को महेष्वासो गूढजत्रुः अरिन्दमः*
*आजानुबाहूः सुशिराः सुललाटः सुविक्रमः*
*समः समविभक्तांगः स्निग्धवर्णः प्रतापवान्*
*पीनवक्ष विशालाक्षो लक्ष्मीवान् शुभलक्षणः*

उनके कंधे विशाल गठे हुए और भुजाएँ लंबी हैं, गरदन शंख के समान और दाढ़ी मांसल है, उनका चौड़ा वक्षस्थल और बड़ा धनुष्य है, उनकी गरदन मांसल है और वह रोग, शोक, मोह, माया, मद, मत्सर आदि षडरिपुओं का दमन करनेवाले हैं। उनकी भुजाएँ घुटने तक लंबी हैं मस्तक सुंदर है, भव्य ललाट और चाल मनोहर है।

उनकी कद-काठी अत्यंत सप्रमाण है और अंग-अंग सुगठित है। उनका देह वर्ण अत्यंत कोमल और मधुर है, पर अत्यंत प्रतापी व्यक्तित्व है। उनका वक्षस्थल गठा हुआ और आँखें बड़ी-बड़ी हैं। वह लक्ष्मीवान तथा शुभ लक्षणों से संपन्न हैं।

राम के सद्‌गुणों, शारीरिक शुभ लक्षणों और कोमल किंतु कमजोर नहीं, फौलादी पर कठोर नहीं, ऐसे व्यक्तित्व का वर्णन करते हुए आदिकवि उनकी समग्रता मुग्ध होकर गा उठते हैं—

*धर्मज्ञ सत्यसंधश्च प्रजानां च हिते रतः*
*यशस्वी ज्ञानसम्पन्नः शुचिर्वश्यः समाधिमान्*
*प्रजापतिसमः श्रीमान् धाता रिपुनिषूदनः*
*रक्षिता जीवलोकस्य धर्मस्य परिरक्षिता*
*रक्षिता स्वस्य धर्मस्य स्वजनस्य च रक्षिता*
वेदवेदाङ्‌गतत्त्वज्ञो धनुर्वेदे च निष्ठितः

*सर्वशास्त्रार्थतत्वज्ञः स्मृतिमान् प्रतिभानवान्*
*सर्वलोकप्रियः साधु अदीनात्मा विचक्षणः*
*सर्वादाभिगतः सद्‌भिः समुद्र इव सिन्धुभिः*
*आर्यः सर्वसमश्चैवः सदैव प्रियदर्शनः*
*स च सर्वगुणोपेतः कौसल्यानन्दवर्धनः*
*समुद्रनिव गाम्भीर्ये धैर्येण हिमवानिव*
*विष्णुना सद्रशो वीर्ये सोमवत् प्रियदर्शनः*
*कालाग्निसद्रश क्रोधे क्षमया पृथिवीसमः*
*धनदेन समस्त्यागे सत्ये धर्म इवापरः*

(श्रीराम धर्म के ज्ञाता, सत्य प्रतिज्ञ तथा प्रजा के हित के लिए सदैव तत्पर हैं—वे ज्ञानी, यशस्वी, पवित्र, जितेंद्रिय तथा मन को एकाग्र रखनेवाले हैं।)

प्रजापति सम पालक, श्रीसंपन्न, शत्रुसंहारक, धर्म एवं जन के रक्षक हैं।

स्वधर्म तथा स्वजनों के पालक हैं, वेदवेदांग के तत्त्वज्ञ तथा धनुर्विद्या में प्रवीण हैं।

वे शास्त्रों के मर्म को जाननेवाले, तीव्र स्मरणशक्ति के धनी तथा प्रतिभासंपन्न हैं।

समस्त लोगों में प्रिय, साधु जैसा चरित्र रखनेवाले, कभी भी दीनता न दिखाने वाले तथा चतुर हैं।

जैसे सरिताएँ समुद्र में मिलती हैं, उसी तरह अच्छे लोग उन्हें हर समय मिलते रहते हैं, श्रीराम आर्य अर्थात् श्रेष्ठ हैं और सभी के प्रति सम भाव रखनेवाले हैं। उनका दर्शन सदा प्रिय ही होता है।

सर्वगुणसंपन्न श्रीराम माता कौशल्या का आनंदवर्धन करनेवाले हैं। वह समुद्र के समान गंभीर और हिमालय की तरह अडिग, धैर्यवान हैं। विष्णु भगवान् जैसे पराक्रमी हैं, उनका दर्शन चंद्रमा के समान शीतल और मनोहारी है।

उनका पुण्यप्रकोप जब धधकता है तब वे कालाग्नि बन जाते हैं। वहीं वे पृथ्वी की तरह क्षमाशील भी हैं।

श्रीराम कुबेर जैसे महात्यागी और धर्मराज की तरह पृथ्वी पर विचरण करनेवाले हैं।

आर्यों का लोकनायक कैसा हो, उसका इस श्लोक में स्पष्ट वर्णन दिया गया है। इस आर्यत्व की भावना में संकुचितता और सांप्रदायिकता के लिए कहीं कोई स्थान नहीं है। भारत की परम मंगलमय और गंगाजल जैसी शुद्ध, पवित्र संस्कृति का दर्शन मात्र है।

कविवर रवींद्रनाथ ठाकुर (टैगोर) ने भी अपनी वाणी में वाल्मीकि के शब्दों का ही गान किया है। उनकी भाषा तथा छंद काव्य में ऐसा वर्णन मिलता है कि छंदोबाण से बिद्ध-महाकाव्य की रचना के लिए व्याकुल वाल्मीकि नारद से पूछते हैं कि मैं किसकी महिमा गाऊँ? किसके नाम को अपनी मन-वीणा पर झंकृत करूँ? देवर्षि नारद, आप तो तीनों लोक में विचरण करनेवाले तथा तीनों लोक से अच्छी तरह परिचित हैं! बताइए, आपकी नजर में ऐसा कौन महापुरुष है? ऐसा कौन महामानव है, जिसने इस मानवजाति के कल्याण को सर्वथा सर्वोपरि मानते हुए सुख में दुःख में, संपत्ति में विपत्ति में, अरे जीवन तथा मृत्यु में भी निर्भय होकर अपने कदम आगे बढ़ाए हैं?

*कविवर की वाणी में ही इस कथा को सुनें।*
*वाल्मीकि नारद से पूछते हैं—*
*भगवान्, त्रिभुवन तोमादेर प्रत्यक्षे बिराजे,*
*कहो मोरे कार नाम अमर बीणार छंदे बाजे?*
*कहो मोरे वीर्य कार क्षमारे करे ना अतिक्रम*

*काहार चरित्र घेरी सुकठिन धर्मेर नियम*
*धरे छे सुंदर कांति माणिक्येर अंगदेर मत।*
*महैश्वर्य आछे नम्र, महादैन्ये के होयनी नत?*
*संपदे के थाके भये, विपदे के एकांत निर्भीक?*
*के पेये छे सब चेये? के दिए छे ताहार अधिक?*
*के लए छे निज शिरे राजभाले मुकुटेर सम*
*सविनये, सगौरवे धरा माझे दुःख महत्तम?*
*कहो मोरे, सर्वदर्शी, हे देवर्षि तार पुण्य नाम*
*नारद कहिला धीरे अयोध्यार रघुपति राम।*

(भगवन्, आप तो तीन लोकों को प्रत्यक्ष देख सकते हैं, तो बताइए किसका नाम इस अनायास मिले हुए अमृतमय अनुष्टुप छंद की वीणा पर बजाने योग्य है? ऐसा कौन है, जिसका पराक्रम उसकी क्षमा की सीमा का उल्लंघन नहीं करता, वह है तो अतुल पराक्रमी पर उसकी क्षमा उसके पराक्रम को भी पराजित कर देने का सामर्थ्य रखती है। धर्म के अति कठिन नियमों के बंधन से जिसने अपने जीवन को बाँध रखा है, पर वह नियम उन्हें कुंठित करने के स्थान पर उनकी बाँहों पर बँधे माणिक रत्नों के बाजूबंद की तरह और भी शोभायमान हो उठे हैं? ऐसा कौन है, जो महान् संपत्तिमय जीवन में अत्यंत नम्र रहता है और कहीं किसी दुःखी या गरीब की अवगणना न हो जाए, इस भय से सर्वदा सजग रहता है? दुःखों के पहाड़ जैसे संकटों का सामना करने के लिए अकेले ही सदा तत्पर रहता है?

इस जगत् में किसे दूसरे से अधिक कुछ मिला है? और स्वयं को जितना मिला है, उससे विशेष कौन देता रहा है? और इस प्रकार दूसरों को स्नेह, सहायता, संपत्ति और अभयदान करनेवाले ने अपने सिर क्या लिया? वाल्मीकि पूछते हैं कि ऐसा कौन सा सम्राट् है, जिसने अपने सर पर पृथ्वी के भारी-से-भारी दुःखों को राजमुकुट की तरह स्वीकार किया है? और वह भी विनयपूर्वक, गौरवपूर्ण तरीके से? हे देवर्षि, मुझे उसका नाम बताइए। तब नारद ने धीरे से उनके कान में कहा ऐसा तो अयोध्या का एक रघुपति राम है।)

आदिकवि वाल्मीकि से लेकर इस युग के महाकवि रवींद्रनाथ तक, जिसका गुणगान करते आ रहे हैं, वह आर्यपुरुष इस भूमि का आदर्श है। आज भी इस अंधकार में जिसका नाम हमें प्रकाश की राह दिखाता है।

□

# 11

# बुद्ध का धर्ममेघ

वर्षा ऋतु की भीगी-भीगी सी रात थी। भगवान् बुद्ध एक ग्वाले की झोंपड़ी के पास आ खड़े हुए। बरसात से बचने के लिए झोंपड़ी की दीवार से सटकर वे खड़े रहे। तेज बारिश हो रही थी, ठंडी हवाएँ भी जोरों से चल रही थीं। ग्वाले ने खिड़की में से झाँककर देखा, उसे भिक्षु का चेहरा नजर आया और तुरंत ही बोल पड़ा, हाँ-हाँ! पीले वस्त्र पहननेवाले, वहीं खड़े रहो, तुम इसी लायक हो। और फिर ग्वाले तथा गौतम के बीच संवाद का गीत शुरू हो गया।

ग्वाले ने कहा। मेरा धान पक चुका है, मेरी गाएँ दुह ली गई है और मैं यहाँ इस मही नदी के किनारे अपनी बस्ती के साथ रहता हूँ।

मेरी झोंपड़ी अच्छी तरह से सँवारी हुई है, चूल्हा भी अच्छी तरह से सुलग रहा है, तो हे मेघ! अगर आप बरसना चाहो तो आप दिल खोल के बरसो।

बुद्ध कहते हैं, क्रोध का काँटा मैंने निकाल फेंका है, अपने मार्ग के हर काँटे को मैं हटा चुका हूँ। इस मही नदी के किनारे मुझे केवल एक रात बितानी है, मेरी झोंपड़ी में कोई छप्पर नहीं है और मेरी तृष्णा की आग बुझ चुकी है तो हे मेघ! अगर आप चाहो तो दिल खोलकर बरसो।

ग्वाले ने कहा—यहाँ कोई जीव-जंतु नहीं है, मेरी गायें मुलायम घास से भरपूर चारागाह में चर रही हैं—बारिश की धाराओं को वे सह सकती हैं,

इसलिए हे मेघ, अगर आप चाहो तो दिल खोलकर बरसो।

बुद्ध ने कहा—लकड़ी के फट्टों को मजबूती से बाँधकर मैंने तरापा बनाया था, ताकि इस बाढ़ में नदी को पार कर सकूँ—मैंने नदी पार कर ली है, अब मुझे इस तरापे की जरूरत नहीं है, इसलिए हे मेघ! तुम अगर चाहो तो दिल खोलकर बरसो।

ग्वाले ने कहा—मेरी पत्नी वफादार है, वह काफी अरसे से मेरे पास रह रही है, वह बहुत भली और प्यारी है। कोई उसके बारे में अपशब्द नहीं बोलता। इसलिए हे मेघ! अगर आप चाहो तो दिल खोलकर बरसो।

बुद्ध ने कहा—मेरा मन मेरे बस में है, और मुक्त हो चुका है। लंबे समय तक मैंने मन को वश करने के लिए साधना की है और अब मुझमें किसी भी प्रकार की हीनता नहीं है, इसलिए हे मेघ! अगर आप चाहो तो दिल खोलकर बरसो।

ग्वाले ने कहा—मैं अपनी मेहनत से कमाता हूँ। मेरे पुत्र बलवान और मजबूत कद-काठी के हैं। वह मेरे साथ ही रहते हैं। उनकी निंदा होते हुए मैंने कभी नहीं सुनी। इसलिए हे मेघ! अगर आप चाहो तो दिल खोलकर बरसो।

बुद्ध बोले—मैं भी किसी का गुलाम नहीं हूँ, अपनी आत्मशक्ति के बल पर मैं पूरी दुनिया में विचरण करता हूँ। मुझे किसी भी प्रकार की सेवा की जरूरत नहीं है। इसलिए हे मेघ! अगर आप चाहो तो दिल खोलकर बरसो।

ग्वाले ने कहा, मेरे पास गाए हैं और उनके दूध पीते बछड़े भी हैं। बछिया भी हैं, जो उनकी वंशबेल आगे बढ़ाएँगी। फिर इस पूरे गोधन का मालिक एक साँड़ भी है, इसलिए हे मेघ! अगर आप चाहो तो दिल खोलकर बरसो।

बुद्ध ने कहा, मेरे पास गाए नहीं है, बछड़े नहीं है, बछिया भी नहीं है और गोधन का अधिपति ऐसा कोई साँड़ भी नहीं है। इसलिए हे मेघ! अगर आप चाहो तो दिल खोलकर बरसो।

मेरी इंद्रियों को वश में रखनेवाले खूँटे जमीन में गहरे गड़े हुए हैं। मेरे कमर पर बँधी मूँज की डोर इतनी मजबूत है कि किसी इच्छा का बछड़ा उसे तोड़ नहीं सकता, इसलिए हे मेघ! आप अगर चाहो तो दिल खोलकर बरसो।

मैं खुद ही वह साँड़ हूँ, जिसने अपने सारे बंधनों को तोड़ दिया है। मदोन्मत्त गजराज जैसे बेलों को तोड़ डालता है, उसी तरह मैंने अपने सारे

बंधनों को जड़मूल से उखाड़ फेंका है। मुझे फिर से जन्म लेने की जरूरत नहीं है, इसलिए हे मेघराज! आप दिल खोलकर बरसो।

भगवान् बुद्ध के इतना कहते ही मूसलधार बारिश शुरू हो गई और देखते-ही-देखते सभी टीले और मैदान पानी से भर गए।

ग्वाले ने बारिश की आवाज सुनी और मन-ही-मन बोला, इस महापुरुष के दर्शन हुए, यह हमारा अहोभाग्य है। जिसके पास जीवन को देखने की ऐसी गहरी समझ है, उसके चरणों में हम शरण लेते हैं। ऐ महर्षि! आप हमारे गुरु बनिए, ऐ परम शांत, मैं और मेरी पत्नी आपके साथ रहकर पवित्र जीवन बिताएँगे और इस भवसागर से तर जाएँगे।

तभी जीवन को उलटी राह दिखनेवाला मार वहाँ आया और ग्वाले के कान में बोला—जिसको पुत्र है, वह अपने पुत्रों से आनंद पाता है; जिसके पास गाएँ हैं, वह गायों से सुख पाता है और यही सुख उसे जीवन के साथ बाँधे रखता है। जिसके पास ऐसे सुख की डोर ही नहीं, वह क्या सुख पाएगा?

तब भगवान् बुद्ध बोले, जिसके पास पुत्र है, वह उन पुत्रों के कारण ही दु:खी होते हैं। जिनके पास गाएँ हैं, उन्हें गायों के कारण ही मुसीबतों का सामना करना पड़ता है, मालिक होने का भाव ही हमें दु:ख में डुबो देता है। जो पुनर्जन्म से बँधी किसी वस्तु का मालिक नहीं वही सुखी है।

□

# 12

# प्रज्ञापुरुष के उत्तर

आर्य नागसेन, जिसके लिए पुनर्जन्म न हो, ऐसे अर्हत या पूर्ण पुरुष को कभी कोई दु:ख होता है या नहीं?

एक प्रकार से दु:ख होता है, दूसरे प्रकार से नहीं।

मतलब? किस प्रकार का?

उसे शारीरिक दु:ख होता है, मानसिक रूप से नहीं।

कैसे?

शारीरिक दु:ख होने के लिए जो भी नजदीकी या दूर के कारण होते हैं, वे अभी समाप्त नहीं हुए हैं, इसलिए शारीरिक दु:ख होना स्वाभाविक है, पर मानसिक दु:ख के लिए दूर का या नजदीकी कोई भी कारण नहीं बचा है, इसलिए मानसिक दु:ख होने की कोई संभावना नहीं है। भगवान् बुद्ध कहते हैं—एक तरह का दु:ख, शारीरिक दु:ख उसे भोगना होगा, पर मानसिक दु:ख नहीं।

तो फिर भगवन्, वे लोग देहत्याग क्यों नहीं करते?

महाराज, अर्हत सभी प्रकार की मोहमाया से मुक्त है, उसे किसी से कोई ईर्ष्या नहीं है, वह कभी कच्चे फलों को नहीं तोड़ता अपितु उसके पकने के मौसम की राह देखता है। इसीलिए तो महाराज, भिक्षुसंघ के धर्मसेनापति सरिपुत्त कहते हैं :

'न मैं मृत्यु का स्वागत करता हूँ, न ही जीवन का। मजदूर जिस प्रकार

अपनी रोजी कमाता है, उसी तरह मैं अपने समय का पालन करता हूँ।

'मुझे न मृत्यु की इच्छा है, न ही जीवन की लालसा, मैं सचेत और सुविचारी हूँ और अपने समय का पालन करता हूँ।'

'नागसेन, बहुत अच्छी बात कही आपने।'

□

महाराज ने पूछा, 'आर्य नागसेन, आप लोगों को एकांतवासियों को क्या शरीर प्यारा नहीं होता?'

'नहीं महाराज, विरक्तों को शरीर से कोई मोह नहीं होता।'

'तो फिर वे इस शरीर की इतनी चिंता क्यों करते हैं? क्यों उसे पालते-पोसते हैं?'

'महाराज, जब आप युद्ध में जाते हैं तब क्या आप कभी घायल नहीं होते?'

हाँ, होते हैं न, कई बार हुए हैं।

तब क्या महाराज, उस घाव को मरहम लगाकर, तेल से भिगोकर, उस पर पट्टी नहीं बाँधी जाती?

हाँ, जब घाव होता है तब उसकी मरहम-पट्टी इसी तरह की जाती है।

तो क्या महाराज, आपको वह घाव प्यारा होता है, इसलिए आप उसे इतने जतन से सँभालते हैं? उस पर इतना ध्यान देते हैं?

नहीं, मुझे घाव अच्छा नहीं लगता, पर घाव जल्द-से-जल्द भर जाए और उस पर नई त्वचा जल्दी से आ जाए, इसीलिए यह सब करना पड़ता है।

महाराज, बस विरक्तों का भी कुछ ऐसा ही है। वह शरीर के लिए नहीं, पर सच्चे जीवन के लिए शरीर का जतन करते हैं। भगवान् बुद्ध शरीर की तुलना घाव से करते हैं, इसलिए भिक्षु शरीर को सहन कर लेते हैं, उसका जतन करते हैं, पर किसी भी तरह की मोहमाया के जाल से अछूते रहकर।

बहुत अच्छा उत्तर दिया, नागसेन।

□

महाराज ने पूछा, 'आर्य नागसेन, क्या आप यानी भिक्षु लोग भूतकाल के शोक का नाश करने का प्रयत्न करते हैं?'

नहीं।

तो क्या भविष्य के शोक को मिटाने के लिए प्रयत्न करते हैं?

नहीं।

तो वर्तमान के शोक के लिए?

वह भी नहीं।

भूतकाल, भविष्यकाल या फिर वर्तमान के किसी भी शोक को आप समाप्त करने के लिए प्रयत्न नहीं करते, तब आप किस चीज के लिए प्रयत्न करते हैं?

महाराज, यह क्या पूछ रहे हैं आप? हम लोग तो इसीलिए प्रयत्न कर रहे हैं कि इस संसार से शोक नाम की चीज सदा के लिए समाप्त हो जाए और फिर कभी जन्म न ले।

पर नागसेन, अभी इस पल में क्या भविष्य के किसी शोक का कोई अस्तित्व है?

नहीं, मैं इस बात को स्वीकार करता हूँ।

फिर जब किसी चीज का अस्तित्व ही नहीं है, उसे मिटाने का प्रयत्न करनेवाले आप सभी बड़े ही होशियार लोग मालूम होते हैं।

महाराज, क्या कभी आपके प्रतिस्पर्धियों को आपने अपने शत्रु या विरोधी के रूप में खड़ा होते हुए देखा है?

हाँ, बिलकुल।

और उस समय फिर आप तुरंत खाई खुदवाते होंगे, किले बनवाते होंगे, शत्रु पर नजर रखने के लिए ऊँची मीनारें बनवाते होंगे या फिर अनाज के भंडार इकट्ठे करने में जुट जाते होंगे।

नहीं-नहीं, यह सब तो पहले से ही तैयार किया हुआ होता है।

तब आप युद्ध में चलनेवाले हाथियों को अंकुश में रखने की, या फिर घुड़सवारी की, रथ चलाने की, या फिर धनुर्विद्या, तलवारबाजी आदि की तालीम लेना शुरू कर देते होंगे।

अरे नहीं, यह सब तो मैं पहले से सीख चुका हूँ।

पर किसलिए?

भविष्य के भय को दूर करने के लिए।

पर क्यों? क्या अभी इस पल में भविष्य जैसी किसी चीज का अस्तित्व है?

हाँ, नहीं है; यह बात तो मुझे स्वीकार करनी होगी।

तब महाराज, जो चीज है ही नहीं, उसे दूर करने के लिए इतना परिश्रम करनेवाले आप राजा लोग काफी होशियार मालूम होते हैं।

कोई और उदहारण दीजिए

कहिए महाराज, कुछ पीने के लिए मिले, इसलिए क्या आप प्यासे होने पर कुआँ खुदवाते हैं, तालाब बनवाते हैं, या फिर बाँध आदि बनवाते हैं?

बिलकुल नहीं, यह सारी व्यवस्थाएँ पहले से की जाती हैं।

पर किसलिए?

भविष्य में लगनेवाली प्यास को मिटाने के लिए।

पर क्या भविष्य जैसी किसी चीज का अस्तित्व इस पल में है?

नहीं भगवन्।

फिर भविष्य की प्यास जैसी किसी चीज का इस पल में कोई अस्तित्व न होने के बावजूद आप उस प्यास को मिटाने का प्रयत्न करनेवाले काफी होशियार लोग मालूम होते हैं।

स्थूल जीवन की तरह अनंत जीवन के लिए भी साधना करनी पड़ती है। इस साधना का विवरण सुनकर मिलिंद काफी प्रसन्न हुए।

□

# 13

# स्वभाव दर्शन

मनुष्य को जब क्रोध आता है तब वह क्रोध के साथ एकरूप हो जाता है। जब मन में कामनाएँ जन्म लेती हैं तब वह अपने आप को कामनाओं से अलग नहीं कर पाता। पर यदि वह एक क्षण के लिए भी इस झंझावात में स्थिर, अविचल खड़ा रह ले तो शायद उसे कुछ अलग ही दर्शन होंगे। झेन गुरु बान्केयी ने जो बात कही है, वह ऐसे समय में याद रखने योग्य है।

एक बार किसी ने बान्केयी से पूछा—

गुरुदेव, मेरा स्वभाव बड़ा ही क्रोधी है, मैं कैसे उसे काबू में रखूँ?

अरे, यह तो बड़ी विचित्र बात लगती है, जरा दिखाओ तो कैसा स्वभाव है तुम्हारा? बान्केयी ने पूछा!

मैं अभी नहीं दिखा सकता।

तो कब दिखाओगे?

वह तो जब भड़क उठेगा तभी पता चलेगा।

तब वह तुम्हारा स्वभाव नहीं है, अगर स्वभाव होता तो तुम जब चाहे मुझे दिखा सकने की स्थिति में होने चाहिए। जब तुम्हारा जन्म हुआ, उस वक्त तुम्हारा ऐसा स्वभाव नहीं था, न ही तुम्हारे माँ बाप ने यह तुम्हें दिया है। इस बात पर जरा गौर करना।

□

# 14

# बेहोशी की दुनिया

इस दुनिया में होशियार, समझदार सयाने लोगों की कोई कमी नहीं है। गली के नुक्कड़ पर भी आपको थैला झुलाते हुए कोई-न-कोई महानुभाव मिल ही जाएँगे। वे महापुरुष सब्जीमंडी में आलू, भिंडी कहाँ सस्ते मिल सकते हैं से लेकर कौन से योगी महाराज के पास से आपको योग की महामूल्य जड़ी-बूटी चुटकी बजाते ही मिल सकती है, यह भी बताने से नहीं चूकेंगे। आपको पूछने तक की जरूरत नहीं पड़ेगी। वह अपनी होशियारी का प्रदर्शन करने के लिए सदैव तत्पर रहते हैं। इस चतुर प्राणी की एक और विशेषता है कि उसे कभी किसी विरोध या विसंवाद की रुकावटें आड़े नहीं आतीं।

आप एक साथ बहुत कुछ कर सकते हैं। भागवत कथा सुनकर आते ही रिश्वत के पैसे अपनी जेब में सरका सकते हैं। रिश्वत लेते हुए यदि पकड़े गए तो उसी पैसे से रुद्रपाठ करवा सकते हैं। काले धन से श्वेत संगमरमर के मंदिर बनवा सकते हैं। हाथ में माला फेरते हुए कौन सी वस्तु में कितनी मिलावट करनी है, उसे तय कर सकते हैं, और इस समाज में समझदार, धर्मिष्ठ, संस्कृति के उपासक और समाज के हितचिंतक के रूप में प्रसिद्धि भी पा सकते हैं। ऐसा करने से न प्रभु नाराज होते हैं, न प्रतिष्ठा ही घटती है। ऐसी दोहरी नीतियों का पालन करनेवाले लोग आपको हर क्षेत्र में मिल जाएँगे। उनका जिस क्षेत्र से कोई लेना-देना न हो, ऐसे क्षेत्र में वह आपको पहली पंक्ति में बैठे दिखाई देंगे। प्रभु और पैसे के साथ-साथ यदि इन्होंने

सत्ता की भी आराधना सफलतापूर्वक की है, तब तो इनके लिए कोई क्षेत्र दुर्लभ नहीं रहता। तब ये आपको कहीं भी भाषण करते नजर आ सकते हैं, कहीं भी अध्यक्ष पद पर आसीन होते हुए दिखाई दे सकते हैं।

यह दुनिया है ऐसे होशियार लोगों की, यहाँ हमेशा एक स्पर्धा लगी रहती है। आप सचमुच अगर ऐसी दुनिया से उकता गए हैं तो कहीं कोने में पड़ी बेचारी बेहोशी की दुनिया की ओर आपकी नजर आकर्षित हो सकती है, और अगर वह दुनिया आपके मन को भा जाए तो वहाँ पहुँचने के लिए आपको कोई अवरोध आड़े नहीं आता। कारण यहाँ किसी चपरासी को खुश करके आगे नहीं बढ़ना होता, कुरसी स्वयं आपको मिलने दौड़ी चली आती है। बड़े-बड़े मकानों की सँकरी दीवालों में यदि आपको घुटन महसूस होती हो तो ऐसे अंदर के मैदानों में आपका स्वागत है। यहाँ आपका हाथ पकड़कर, स्नेह से, अपनी कसम देकर आपको अंदर ले जाने के लिए कोई-न-कोई व्यक्ति मिल ही जाएगा। शायद कभी आपकी नजर ही नहीं पड़ी, इसीलिए सामनेवाले पुराने, टूटे-फूटे मकान के बरामदे में वह पड़ा रहता है। होशियारी की दुनिया में उसे फूटी कौड़ी की कीमत नहीं होती। वह है बेकार, बेफिक्र, नादान, नासमझ, फक्कड़ आदमी। होशियार लोग उसे मदहोश कहकर ठुकराते जाते हैं, और हर ठोकर पर यह केवल हँसता रहता है।

ऐसी बेहोशी की दुनिया का परिचय करने की तमन्ना जाग रही है? अगर नहीं तो इसे यहीं छोड़ सकते हो, क्योंकि यह निरे नुकसान का सौदा है और केवल पढ़कर चुपचाप रहने के बदले यदि उस दुनिया की ओर कदम बढ़ाने का मन करे तो? फिर तो खतरा है, इसीलिए पहले से कह देना अच्छा है। ऐसे ही किसी मदहोश युवक को किसी ने नौकरी दिलाई तब उसने पहले ही कह दिया था, 'छोटे-मोटे काम करके मैं अपना पेट पाल लेता हूँ, पर जब नौकरी करता हूँ तब नौकरी पर सदैव निशान लग जाता है।' तब नौकरी दिलाने वाले महाशय ने पूछा, 'निशान, कैसा निशान?' युवक हँस पड़ा, बोला और कैसा निशान? खोपड़ी का। जहाँ जान का खतरा होता है वहाँ खोपड़ी और दो हड्डियों का निशान होता है और जहाँ ऐसा निशान लगा हो, वहाँ कोई भी स्वतंत्रता से रह सके तो वह उसका महाभाग्य।

दूसरी तरह से सोचो तो खोपड़ी अगर उलटी हो जाए, ऐसा बेहोशी का नशा है। बेहोशी की दुनिया का खोपड़ी से सीधा संबंध है।

इस दुनिया में पाँव रखनेवाला हर व्यक्ति बेगुनाह होते हुए भी बेआबरू हो जाता है, क्योंकि उसका हर कदम बेगरज होता है और जहाँ गरजवालों को सदा सिर पर रखा जाता है, ऐसी दुनिया बेगरज को सह नहीं पाती।

सूफी शायर ऐसे बेगरज लोगों की पहचान दो शब्दों में बयाँ करते हैं। खानाबदोश और गोशानशिन—खानाबदोश यानी जिसका घर उसके अपने कंधों पर हो, ऐसा आदमी। मतलब जिसने इस धरती पर कहीं कोई नींव नहीं डाली, इसलिए वह जहाँ भी जाता है, उसे वह धरती अपनी सी लगती है। उसका अपना कोई घर नहीं है, इसलिए हर जगह उसे घर मिल जाता है। एक भजन में उसकी झलक मिलती है।

*तेरो कोई नहीं रोकणहार, मगन होई मीरा चली।*

यह चलने का उसका बहाना भी होता है और उसके अंदर की गतिशीलता भी। फिर उसकी गति को कोई नहीं रोक सकता। उसके आनंद को कोई क्षीण नहीं कर सकता।

दूसरा शब्द है—गोशानशिन, यह उसकी स्थिरता का लक्षण है। गीता में जिसे अनिकेत, स्थिरमति कहा गया है। इस जगत् में जिसे जड़भरत या गोबरगणेश कहा जाता है, वैसा एक कोने में पड़ा हुआ, बेहोशी की दुनिया का यह सरताज होता है। वह न ही तख्तनशीन होता है, न ही सरनशीन। वह तो गोशानशीन होता है। वह इस दुनिया में रहता है तब जैसे किसी धर्मशाला में या सराय में कुछ देर के ठहरने के लिए आया हो, इस तरह कहीं कोने में पड़ा रहता है और जब जाता है तब अपनी गठरी अपने कंधे पर रख निकल जाता है। होशियारों को हजार बार समझाना पड़ता है कि

*सब ठाठ पड़ा रह जावेगा*
*जब लाद चलेगा बंजारा*

पर जिसके कदम उसके मुकाम की ओर हरदम चलते रहते हैं, उसके लिए इस दुनियादारी की हद पार कर जानेवाले बेहोश के लिए ये सारे शब्द निरर्थक हैं। क्योंकि कालरूपी बंजारे के पहले वह अपने कदम बढ़ा चुका होता है। यह बेहोशी उसे मुफ्त में नहीं मिली है, अपने खून के दीये जलाकर उसने यह दौलत पाई है। एक शेर है—

*'दीवानगी ऐ इश्क के बाद आ ही गया होश*
*और होश भी वह होश, कि दीवाना बना दे'*

जब इश्क की दीवानगी थी तब चारों तरफ आग लगी थी। शोले भड़क उठे थे और धुआँ भी उठ रहा था। तब दिशाएँ भी नहीं दिखाई दे रही थीं पर किसी ने इन शोलों को प्रेम की फूँक मारकर बुझा दिया। बूँदों की झिर-झिर से धुएँ के बादल छँट गए तब क्या देखा? एक तरह की जागृति ने मन को आ घेरा। इशारे में समझ सके, ऐसी समझदारी आ गई। मन अजब सा मतवाला हो चला। होश आने पर जो बेहोशी आती है, उसे समझाने की चेष्टा नादानी ही कहलाएगी। नज़ीर कहते हैं—

*दिल अपना भोला भाला है*
*और इश्क बड़ा मतवाला है*
*क्या कहिए और नज़ीर आगे*
*अब कौन समझनेवाला है?*

दुनिया में जो सब हारकर जीता है, खुद को खोकर जो कुछ पाता है, ऐसे आदमी की जीवनगाथा यहाँ से शुरू होती है, और इसे जिए बिना यह समझना मुश्किल है। पंजाबी संत बुल्लासाहिब ने जो राह दिखाई है, उसके सिवाय इस बेहोशी की समृद्ध दुनिया में प्रवेश करने का कोई रास्ता नहीं है—

*जीत जीत के उम्र गँवाई*
*हुण तू हार, फकीरा*
*जीते का मूल आध कसीरा*
*हारे का मूल हीरा*

दुनियादारी की बाजी को जीतने में जिंदगी खो बैठे। अब तो जरा हार के देख ले ओ फकीरा, जीतने से तेरे हाथ में आया केवल आधा कसीरा, पर हारने से मिले सदा झगमगाता हीरा।

□

# 15

# गोष्ठी

सालेह आमरी नामक संत बार-बार कहते रहते थे कि जब कोई दरवाजा खटखटाता रहता है तो कभी-न-कभी वह खुल ही जाता है।

सूफी संत राबिया के सामने भी जब उन्होंने अपना यह वाक्य दोहराया तब उन्होंने प्रतिप्रश्न किया, पहले यह तो बताइए कि दरवाजा बंद कब था कि अब खुलेगा?

☐

एक आदमी हाय गम! हाय गम! कह रहा था। इतना सुनते ही राबिया ने कहा, अरे! हाय गम नहीं, हाय बेगमी कहो, जो वास्तव में गमगीन होता है, उसे साँस लेना भी मुश्किल होता है, बोलना तो दूर की बात है।

☐

संत याहिया ने संत बायझिद बस्तामी को लिखा, आप उस आदमी के बारे में क्या कहोगे जो अनादि काल के एक प्याले से कुछ ऐसा मस्त हो गया है कि अनंत काल तक उसकी मस्ती उतरने का नाम नहीं ले रही?

बायझिद ने उत्तर में लिखा—यहाँ एक ऐसा आदमी है, जो रात-दिन अनादि और अनंत काल का समंदर पी गया है और फिर पूछ रहा है, क्या कुछ है अभी बाकी?

☐

फिलोसफर अविचेना ने एक सूफी से कहा, 'जब कोई देखनेवाला ही न

हो, तब देखने लायक क्या बचता है?'

सूफी ने कहा, 'और अगर एक द्रष्टा ही हो तो क्या देखना बाकी रहेगा?'

□

सियाहपोश से किसी ने पूछा कि आप मुद्दे की बात क्यों नहीं कहते? हम अपनी प्रगति कर सकें, ऐसी दलीलें और सबूत हमें क्यों नहीं सिखाते?

सियाहपोश ने जवाब दिया। आटा चीनी, घी और अग्नि सब जब अलग अलग रहते हैं, तब ठीक है, पर जब वे साथ मिल जाते है तो थोड़े ही समय में उसका स्वादिष्ट हलुआ बन जाता है।

□

हसन ने आदमी से पूछा, आप इतनी आध्यात्मिक ऊँचाइयों तक कैसे पहुँचे?

आदमी ने कहा, परमात्मा के ध्यान में हृदय को साफ कर उजला बनाकर। कागद को स्याही से काला करके नहीं।

□

हल्मी से किसी ने पूछा, जिन बातों से मनुष्य की कोई प्रगति नहीं होती, उनमें आप इतना रस क्यों ले रहे हैं?

हल्मी ने कहा, कासार ने कितना काम किया है, यह देखना हो तो भूमि पर बिखरे काँच के टुकड़ों को देखना चाहिए।

□

बायझीद बस्तामी के एक शिष्य ने कहा, जो आदमी खुदा को जानता है, पर उसकी बंदगी नहीं करता, उस पर मुझे बड़ा आश्चर्य होता है।

मुझे तो आश्चर्य इस बात का होता है, बायझीद ने कहा कि आदमी खुदा को जानने के बाद उसकी बंदगी करता है।

□

शिबली सुफिया सूरी को मिलने गए तब सुफिया सूरी इतने स्थिर बैठे थे कि उनका रोम तक नहीं फड़क रहा था।

शिबली ने पूछा, इतनी स्थिरता आपने कहाँ से सीखी?

सुफिया बोले, एक बिल्ली से, आपने मुझमें देखी, उससे कहीं ज्यादा स्थिरता से वह बिल्ली एक चूहे को ताक रही थी।

□

# 16

# महामंत्र

यूसुफ बिन हुसैन को स्वप्न में आदेश मिला—तुम जू-उल-नून मिस्त्री के पास जाओ और उसके पास से इस्मे-आजम (महामंत्र) को प्राप्त करो। यूसुफ ने मिस्त्र की राह पकड़ी। जू-उल-नून के पास आकर एक साल तक वह उपदेशं सुनते रहे, पर संकोचवश कुछ नहीं बोले। एक साल बाद जू-उल-नून ने उन्हें आने का कारण पूछा। तब उन्होंने जवाब दिया कि आपके दीदार और आपकी खिदमत के लिए ही वह यहाँ आए हैं।

एक और साल बीत जाने पर? जू-उल-नून ने फिर से पूछा, कोई ख्वाहिश?

आपसे इस्मे-आजम प्राप्त करने की इच्छा है।

जू-उल-नून ने कोई जवाब नहीं दिया। फिर एक साल बीत गया। एक दिन एक प्याले को ढककर जू-उल-नून ने हुसैन से कहा, नाइल नदी के किनारे एक संत रहते हैं, उन्हें यह प्याला दे दो वह तुम्हें इस्मे-आजम सिखलाएँगे। हुसैन प्याला लेकर आगे बढ़े। रास्ते में सोचने लगे—क्या होगा इस प्याले में? खोलकर देखा तो एक चूहा था। ढक्कन के खुलते ही वह उछलकर बाहर निकल गया। अब हुसैन शर्म से पानी-पानी हो गए, परंतु फिर भी प्याले को ढककर वे उस संत के पास पहुँचे। प्याला संत को दे दिया। संत ने खोलकर देखा और बोले, एक चूहे को तो सँभाल नहीं पाए, इस्मे-आजम क्या खाक सँभालोगे?

हुसैन जू-उल-नून के पास वापस आ गए। जू-उल-नून ने कहा, मैं एक साल तक बंदगी करता रहा कि वह मुझे तुम्हें इस्मे-आजम सिखाने की इजाजत दें। पर हर बार जवाब मिला, अभी और परीक्षा लो, अभी वह कच्चा है। परीक्षा के लिए ही मैंने वह प्याला तुम्हें दिया था, पर अभी तुममें इस्मे-आजम पचाने की ताकत नहीं है, यह साबित हो चुका है। अब तुम अपने वतन वापस जाओ। वहाँ पहुँचते ही तुम्हें इस्मे-आजम मिल जाएगा।

हुसैन ने उनसे उपदेश देने के लिए आग्रह किया। जू-उल-नुन ने बिदाई का संदेश सुनाते हुए कहा—अब तक जो भी सीखा है, उसे भूल जाओ, इससे बीच का परदा हट जाएगा और मुझे भी भूल जाओ। कहीं भी पीर ओलिया की तरह मेरी बात नहीं करना। हुसैन ने कहा, यह मुझसे नहीं हो सकता।

जू-उल-नून ने तीसरी बात कही। लोगों को अल्लाह का रास्ता दिखाना और बीच में खुद को न लाना। अब हुसैन बोले, हाँ यह संभव है और फिर अल्लाह की बंदगी में वह ऐसे डूब गए कि उन्हें 'रात का दिन' या 'दिन की रात' कब हो जाती, उसका पता ही न चलता। उनके देहावसान के बाद किसी ने उन्हें स्वप्न में पूछा, बहिस्त में ऐसा ऊँचा दरजा आपने कैसे पाया?

हुसैन ने बड़ी भारी बात कही। उन्होंने कहा, मैंने दुनिया की बुरी बातों की अच्छी बातों में कभी मिलावट नहीं की।

बहुत से अच्छे मनुष्यों के जीवन में भी जाने-अनजाने कुछ गलत बातें उनके कार्यों या वचनों में मिल जाती हैं। कुछ लोग ऐसी थोड़ी सी बातें चला लेते हैं। बिलकुल चाकू की नोक पर रहकर असत्य का एक अंश भी नहीं चलने देते, ऐसे लोग बिरले ही होते हैं। खुद को जो सत्य लगे उसी पर अमल करना, उसमें भी किसी तरह की मिलावट न होने देना, यही तो हुसैन की साधना थी। इससे बड़ा इस्मे आजम और क्या होता?

□

# 17

# साफ हवाला

पहाड़ों के पास उस गुफा में कोई झाँककर भी देखता नहीं था। बस्ती से दूर उस वीराने में एक दरवेश खुदा की बंदगी में डूबा हुआ था। उसे वहाँ खुदा की मौजूदगी का अहसास होता और वह मन-ही-मन गुनगुनाने लगता—

*तुम मेरे पास होते हो गोया*

*जब कोई दूसरा नहीं होता*

एक बार उस वीराने में एक डाकू उस गुफा के पास से गुजरा। डाकू ने गुफा में झाँककर देखा तो वहाँ परम पुण्य के संचय के समान तेजस्वी एक दरवेश बैठा हुआ था। डाकू ने उसे देखा और उसके ज्वाला से धधकते हृदय में जैसे ठंडक पड़ गई। उसको परम शांति का अहसास होने लगा। अंगारों से जलती धरती पर जैसे अचानक मेघ बरसने लगे। डाकू चुपचाप उस दरवेश के पास बैठ गया। थोड़ी देर के बाद दरवेश ने आँखें खोलीं। उसकी नजर उस डाकू पर पड़ी। दरवेश उसे पहचान गया और तुरंत खड़े होकर चिल्लाया, परे हट ऐ हैवान! बाहर निकल। तूने मेरे पाक सुमिरन की हवा खराब कर दी। दरवेश के आगे कुछ बोलने से पहले ही गुफा में उसके शोर को दबाती एक खुदाई आवाज गूँज उठी।

अरे ओ नादान फकीर! तेरे इस घमंड से तेरे सारे पुण्य खत्म हो गए हैं और ऐ गाफिल राहगीर! मेरे रहम से तेरे सारे पाप धुल गए हैं। तुम दोनों के पाप-पुण्य का बहीखाता मैंने साफ कर दिया। तुम दोनों फिर से जिंदगी की नई शुरुआत करो और अपने जौहर दिखाओ।

□

# 18

# जीवन की लालिमा

मौलाना रूमी की कही हुई यह बात है—

एक आदमी के पास बहुत से जानवर थे। उसे हजरत मूसा के बारे में यह जानकारी मिली कि हजरत जानवरों की भाषा जानते हैं। वह उनके पास गया और उनसे जानवरों की बोली सिखाने के लिए प्रार्थना करने लगा। हजरत के बहुत मना करने के बाद भी वह नहीं माना, अंत में हजरत मूसा ने उसे इन प्राणियों की भाषा सिखा दी।

एक दिन वह आदमी इन प्राणियों के बीच क्या बातें हो रही है, यह सुनने के लिए वहाँ बैठ गया। एक मुर्गा कुत्ते से कह रहा था, यह घोड़ा कुछ देर का मेहमान है, कुछ देर बाद ही मर जाएगा। यह सुनते ही उस आदमी ने अपना नुकसान होने से पहले उस घोड़े को बेच दिया।

कुछ दिन बाद उसने मुर्गे को कुत्ते से फिर यह कहते सुना कि उसका गधा बस मरा ही समझो। आदमी ने उसी क्षण उस गधे को भी बेच डाला। बेचने के बाद अचानक गधा मर गया और आदमी का नुकसान होते-होते बच गया।

फिर एक दिन उसने मुर्गे को कहते सुना कि उसका गुलाम कुछ दिन का मेहमान है, उसने उस गुलाम को भी बेच डाला। वह अपने इस लाभ के कारण बहुत खुश था। प्राणियों की भाषा सीखने के कारण उसे यह लाभ हो रहा था।

वहीं एक दिन उसने मुर्गे की बात सुनी तो उसे चक्कर आ गया। मुर्गा

कह रहा था, यह आदमी अब दो-चार दिन का मेहमान है। आदमी के होश उठ गए, पैरों तले जमीन खिसक गई। प्राणियों की भाषा सीखकर उसे लग रहा था मानो दुनिया जीत ली थी पर अब उसकी आँखों के आगे अँधेरा छा गया।

दौड़ा-दौड़ा मूसा के पास पहुँचा और पूछने लगा—पैगंबर, अब मैं क्या करूँ?

हजरत मूसा बोले, अब तुम खुद को बेच दो।

जो हमेशा खुद के लाभ की ही सोचता है, मिली हुई विद्या का केवल अपने लाभ के लिए उपयोग करता है, वह अंत में खुद को बेच डालने की स्थिति में ही स्वयं को पाता है। अगर हमारी विद्या का पहला पाठ किसी और के चलते लाभ पाना सिखाए तो अंत में यह हानिकारक ही सिद्ध होता है और ऐसी विद्या खतरनाक है। विद्या वह कहलाती है, जो 'विद' माने जानना और 'विद' माने अस्तित्व में होना भी, इन दोनों का एकत्व साधना सिखाए। विद्या हमें जीवन जीने की कला सिखाती है। जीवन की मूल विचारधारा बदल दे, जो मृत्युलोक की धूल में से उठाकर मनुष्य को अपने मृत्युंजय स्वरूप का दर्शन करा दे, वह है विद्या। विद्या ही मनुष्य को और सब प्राणियों से अलग होने का अहसास कराती है।

मौलाना रूमी ने अपनी कब्र पर विद्या का यह मंत्र खुदवाया था। उनकी कब्र पर यह मृत्युलेख लिखा गया है—

*जब हम मर जाएँ तो हमारी आरामगाह*
*धरती पर नहीं पर मनुष्य के अंतर में खोजना।*

हजरत सुल्तान बाहू की पंजाबी काफी की एक पंक्ति है—

*कबर जिन्हा दी जीवै उन्हीं दा नाम फकीरा*

जिसकी कब्र जीवित हो, उसी का नाम फकीर

जिसके अवशेषों में से भी जिंदगी की महक आती है, वही है अमृतपुत्र। ईशावास्य में कहा गया है—

*अविद्या से मृत्यु को पार कर विद्या का पान करनेवाला मनुष्य।*

किसी और के कारण अपनी जान बचाना यह मौत का सौदा है।

पर किसी के लिए अपनी जान न्योछावर करने में ही जीवन की लालिमा है।

□

19

# जगत् का उद्धार

एक साधु अधिकतर मौन ही रहते थे। जब कभी बोल उठते थे तब जीवन को देखने की कुछ अलग ही दृष्टि दिखाई पड़ती थी। जीवन पर कुछ नया ही प्रकाश डालते थे। वह तो क्वचित् ही बोलते थे, पर उनके दर्शन के लिए दर्शनार्थियों का ताँता हमेशा लगा रहता था। साधु की वाणी का प्रसाद पाकर एक जिज्ञासु ने कहा,

महाराज जब भी आप बोलते हैं हमें कुछ नई बातें जानने को मिलती है।

मौन।

हमारी साधना में उससे बहुत सहायता मिलती है।

मौन।

पर आप तो जब आपका मन हो तभी बोलते हैं, उस समय आपके अनमोल मोती जैसे बोल हथेली में झेलने के लिए कोई हाजिर न हो, तब भी बोलते हैं और इस तरह वह केवल हवा में बिखर जाते हैं।

मौन।

महाराज! आप कृपया ऐसा न करें।

साधु ने जिज्ञासु की ओर देखा।

तुरंत जिज्ञासु बोला, महाराज, आप ऐसा कीजिए, हमें उपदेश देने का समय निश्चित कर लें। हम तो ठहरे घरबारवाले संसारी लोग, हमें बहुत से

काम होते हैं, पर अगर आप उपदेश देने का समय निश्चित बता दें तो हम उसका लाभ ले सकेंगे।

साधु ने कहा, फिर तो आपको बहुत कष्ट उठाना होगा।

कष्ट? किस बात का कष्ट? महाराज, हम तो आपके वचनामृत का लाभ उठाने के लिए बहुत उत्सुक हैं। अपनी झोली में आपके वचनों के अनमोल मोती भरने के लिए हम कुछ भी कर सकते हैं, आप आज्ञा तो करें।

तब आपको इसके लिए एक पिंजरा बनवाना होगा।

पिंजरा?

हाँ, मेरे लिए।

मैं कुछ समझा नहीं, पिंजरा किसलिए?

प्रवचन करने के लिए मुझे इस पिंजरे में बैठना होगा न? आप जो भी दाना या फल डालेंगे, उसे मैं खाऊँगा और आपको राजी रखने के लिए मैं अपना मुँह खोलूँगा। आपको पिंजरे में बैठने की जरूरत नहीं पड़ेगी, क्योंकि वह काम मेरे शब्दों द्वारा हो जाएगा।

पर महाराज पिंजरा तो बंधन का प्रतीक है।

आप बड़े समझदार हैं।

यह तो आपके सत्संग का ही प्रताप है, महाराज! क्या असल बात तो पिंजरा तोड़ने की नहीं है? आकाश में पंख फैलाकर उड़ने की नहीं है?

बिलकुल सही।

तब आप पिंजरा बनवाने के लिए क्यों कह रहे हैं?

क्यों? आपको अपने अनुकूल समय में प्रवचन नहीं सुनना है?

सुनना तो है।

फिर आप पंछी को पिंजरे में रखे बिना अपने अनुकूल काम कैसे करवा सकते हो? और फिर—

क्या महाराज?

और क्या? आपके दिए हुए फल खाने की मुझे आदत पड़ जाएगी, इसलिए आपको जो अच्छा लगे, ऐसा ही मुझे गाना होगा न?

जिज्ञासु चुप हो गए। पर ज्यादा देर चुप न रह सके। फिर पूछने लगे—

महाराज! एक बात अच्छी तरह से समझ में आ गई है कि जो वाणी स्वयंभू उठती है, आत्मा में से फूटती है, वही सच्ची वाणी है और उसे सुनने

के लिए हमें आपके समय का खयाल करना होगा। हम अपने अनुकूल उसे नहीं बाँध सकते।

पर महाराज! हम जैसे संसारी जीवों के उद्धार के लिए आपको करुणा नहीं रखनी चाहिए? आप अच्छी तरह से जानते हैं कि भ्रष्टाचार फैल रहा है। धर्म, नीति जैसे शब्द अपना अर्थ खो चुके हैं। यह जगत् रसातल में डूबने जा रहा है। आप जैसे महात्मा यदि इसका उद्धार नहीं करेंगे तो कौन करेगा? हम पर कृपा करो, प्रभु!

मेरे पास एक उपाय है।

महात्मा के इन शब्दों से जिज्ञासु अति आनंदित हो उठे, बोले, कहिए महाराज! क्या है वह उपाय? मैं जानता ही हूँ कि आपने इस जगत् का कल्याण करने के लिए ही अवतार धारण किया है। आपके दर्शन करते ही मुझे लगा था कि आप ही वह सिद्ध पुरुष हैं, अवतार हैं, भगवान् हैं—आप उपाय बताइए। आप दो अमृतवचन का उच्चारण करिए, उन्हें इस विश्व भर में प्रसारित करने का काम हमारा है।

कल सुबह आना।

प्रभु! क्या आप कोई सिद्ध मंत्र देंगे? क्या शक्तिपात? क्या वह भाग्यवान मनुष्य मैं हूँ? आप मुझे इस योग्य पाते हैं?

यहाँ कोई अयोग्य नहीं है।

यह तो आपकी समदृष्टि है प्रभु। तो कल सुबह मैं आ जाऊँ?

अवश्य।

जिज्ञासु के पैरों में मानो पंख लग गए। उड़ते हुए घर पहुँचे। ऐसी गंभीर और गुप्त बात किसी से नहीं करनी चाहिए, पर मित्र को तो बता ही सकते हैं। नहीं तो मित्रद्रोह होगा। जिज्ञासु अपने मित्र के घर जा पहुँचे। एकांत में बुलाकर कान में धीरे-धीरे घुसपुस कुछ कहा। मित्र के चेहरे पर ईर्ष्या के भाव उभर आए, पर उसे दबाकर उसने आनंद व्यक्त किया, मुँह मीठा करवाया और सिद्धि मिलते ही सबसे पहले खुद को उसका लाभ मिले, ऐसा वचन भी ले लिया।

जिज्ञासु को किसी तरह नींद नहीं आ रही थी। ऐसी गहन बात क्या पत्नी को बतानी चाहिए? वह बेचारी, अज्ञानी महिला आध्यात्मिक शक्ति को क्या समझ पाएगी? फिर भी उनसे न रहा गया। बोले—

तुम कल देखना। उस मथुराप्रसाद के हरदम गुण गाती रहती हो न? कल मैं अगर उससे बढ़कर नहीं निकला तो मेरा नाम मोतीलाल नहीं। जब दुनिया मेरे गुण गाएगी, तभी तुम्हें मेरी कद्र होगी।

पर कल आप ऐसा क्या तीर मारनेवाले हो?

वह तो कल ही देखना। अभी सो जाओ और मुझे भी सोने दो।

थोड़ी देर में पत्नी तो सो गई, पर जिज्ञासु की आँखों में नींद का नामोनिशान न था। प्रातःकाल जल्दी उठकर स्नानादि से निपटकर वे साधु के पास दौड़े चले गए। साधु ने मौन स्वागत किया। जिज्ञासु को अपने साथ झाड़ियों में ले गए। वहाँ लंबी-लंबी घास उगी हुई थी, उसे साफ करने को कहा। जिज्ञासु इसे दीक्षा की ही कोई क्रिया मानकर बड़े उत्साह से घास काटने में जुट गए। घास काटकर उसे पत्थर पर पटक कर, झटककर साफ किया और साधु की आज्ञा से उसे नारियल की रस्सी से बाँधकर झाड़ू बनाई। साधु ने झाड़ू को हाथ में लेकर देखा-परखा, फिर वह जिज्ञासु को सौंप दी और कहा—

लो! यह रहा जगत् के उद्धार का उपाय। आप रोज सुबह इस झाड़ू से अपना आँगन साफ रखोगे तो सारे जगत् की गंदगी दूर हो जाएगी।

पर महाराज!

मौन।

महाराज! क्या इस झाड़ू में कोई दिव्य शक्ति है?

मौन।

महाराज! मैंने झाड़ू जैसी तुच्छ वस्तु को कभी छुआ तक नहीं है। मैं इसे लेकर बाजार में से गुजरूँगा तो लोग क्या कहेंगे?

मौन।

महाराज! आपकी आज्ञा के अनुसार मैं यह झाड़ू ले जाऊँगा, घर जाकर पत्नी को दे दूँगा, पर महाराज इसे लपेटने के लिए कोई कपड़ा तो दे दीजिए।

मौन।

□

# 20

# साधू ऐसा चाहिए

शिबली एक मुल्क का हकीम था, पर उसके दिल में ईश्वर के दर्शन की लालसा जाग उठी। अपनी हकीमी छोड़ वे सूफी संत जुनैद के पास गए और बोले, मैंने सुना है कि आपके पास पानीदार मोती है। उसे आप मुझे बेच दीजिए या भेंट कर दीजिए।

जुनैद ने कहा, मैं वह मोती तुम्हें नहीं बेच सकता, क्योंकि उसे खरीदने की तुम्हारी हैसियत नहीं है, और मैं तुम्हे भेंट भी नहीं कर सकता, क्योंकि तब तुम उसका मूल्य नहीं समझ पाओगे। मेरी तरह तुम्हें भी गहरे समुद्र में गोता लगाकर उसे पाना होगा।

शिबली तैयार हो गए।

फिर शिबली की कठिन परीक्षा का दौर शुरू हो गया। जुनैद ने एक बार के इस बड़े हकीम से गंधक का व्यापार करवाया, दरवेशी करवाई, उसे भूखा रखा, उसे अपमानित करके निकाल दिया। जब उन्होंने देखा कि शिबली में अहंकार का जरा भी अंश नहीं रहा तब कहा, शिबली! खुदा तुम्हारे दोस्त बन गए हैं।

खुदा की दोस्ती के लिए पहले दुनिया की कुरसी का साथ छोड़ना पड़ता है। पर हम तो दोनों नावों पर सवार होना चाहते हैं। दुनिया में अपना मान-सम्मान भी कम न हो और खुदा की मेहरबानी भी हम पर बनी रहे, पर नज़ीर कहते हैं, ऐसा करने से कोई लाभ नहीं होता। उलटा एक दिन दोनों में से कुछ

भी हाथ में नहीं रहता।

*दिल चाहे दिलदार को तन चाहे आराम,*
*दुविधा में दोनों गए, माया मिली न राम।*

राम को मिलने का एक ही रास्ता है, मनुष्य अगर जीते जी मर जाए, मिट्टी का एक ढेला बन जाए। संतों की नजर में मिट्टी के ढेले की भी कीमत होती है। कबीर ने अपनी साखियों में अपने अहं को पिघलाने की पद्धति बतलाई है, वह याद रखने योग्य है। राम किसे मिलते हैं? कबीर कहते हैं—

*रोड़ा होई रहो बाट का, त्यज आपा अभिमान,*
*लोभ मोह तृष्णा तजै, ताहि मिले भगवान्।*

खुद का अभिमान त्यागकर जो रास्ते में मिट्टी का ढेला बना पड़ा रहे, उसी को भगवान् मिलते हैं। नहीं, मिट्टी का ढेला भी नहीं, वह किसी राहगीर के पैर में लग सकता है, राम के प्रेमी को तो उससे भी नीची जगह लेनी चाहिए।

*रोड़ा भया तो क्या भया, पंथी को दुःख देह।*
*साधु ऐसा चाहिए, ज्यों पैंड़े की खेह॥*

साधु को तो रास्ते की धूल की तरह होना चाहिए, धूल का कोई मूल्य नहीं होता, वह बस रास्ते में बिछी होती है। लोग उसे अपने पैरों तले रौंदते हुए चले जाते हैं, पर धूल को उसकी कोई शिकायत नहीं होती। पर जब असंतोष की आँधी आती है तब अहंकार को धूल में मिलाकर रख दिया था, यह बात भी धूल में मिल जाती है। यह धूल उड़कर राहगीरों की आँख में लगती है, तिनका बनकर चुभती है या फिर किसी के शरीर को धूलि-धूसरित कर देती है, यह साधु का धर्म तो नहीं। नम्रता की राह दिखाती अगली साखी कहती है।

*खेह भया तो क्या भया, उड़ी उड़ी लागे अंग,*
*साधु ऐसा चाहिए, जैसे नीर निपंग।*

साधु को रास्ते की धूल के समान भी नहीं तो बिलकुल ठहरे पानी की तरह होना चाहिए। पानी जो मैल धो डाले, थकान मिटाए, प्यास बुझाए। धूल बनने से बेहतर पानी जैसा बन जाना है। गोरख कहते हैं—आग की अग्नि होइबा रे अवधू, आपन होइबा पानी। आग से आग बढ़ती है हम पानी बनें पर

यह पानी कभी-कभी बिलकुल बर्फ सा ठंडा हो जाता है तो कभी जब गरम होता है तो भाप से भी जलाता है। अब साधु का हृदय बर्फ सा ठंडा या फिर भाप सा उष्ण हो जाए तो काम कैसे चलेगा?

*नीर भया तो क्या भया, ताता सीरा होय।*
*साधु ऐसा चाहिए, जो हरि ही जैसा हो॥*

अब लगता है कि पराकाष्ठा आ गई है। जैसा हरि वैसा भक्त, पर नहीं। हरिभक्त को हरि जैसे बनने में भी बहुत सावधानी बरतनी होगी। हरि का भजन करते-करते उसे ऐश्वर्य की चाभी प्राप्त होने ही वाली है। ऐसे में अगर कहीं मैं ही इस जगत् का कर्ता-धर्ता हूँ, ऐसा गर्व आ गया तो? साखी सावधान करते हुए आगे कहती है—

*हरि भया तो क्या भया, जो कर्ता हर्ता होय।*
*साधु ऐसा चाहिए, जो हरि भज निर्मल होय॥*

आज हम क्या देख रहे हैं? भगवान् की भारत में कोई कमी नहीं है। थोड़ी सिद्धि मिलते ही, थोड़ी प्रसिद्धि मिलते ही मनुष्य का अपने आप पर काबू नहीं रहता। जिसके कारण हरि मिलते हैं, वह हृदय की सरलता, निर्मलता, सात्त्विकता ही अगर खो जाए, ऐसे साधु फिर अपना अलग दरबार भरना शुरू कर देते हैं। जिस मार्ग पर हमें और नामशेष होते हुए जाना है, वहाँ वे अपने नाम का झंडा फहराते हुए चलने लगते हैं। खुद को ही भगवान् बनाकर अलग रास्ता अपनाते हुए इन बनावटी साधुओं की तरह निर्मलता का झंडा फहरानेवाले निर्मल साधुओं की भी यहाँ कोई कमी नहीं है। हरि भजन करते हुए भी निर्मल रह सके, वही सच्चा साधु। *पर साखी इससे भी आगे बढ़ कुछ कहती है—*

*निर्मल भया तो क्या भया, मिर्मल माँगे ठौर।*
मल-निर्मल से रहित है, तो कोई साधु और॥

जिसके लिए मलिन, निर्मल, ऊँच-नीच, अच्छा-बुरा ये सब बातें मूल में से नष्ट हो गई हैं, जो हर रास्ते, हर हाट पर खुदा का खेल देखता फिरता है, वही है, सच्चा साधु। गुरु गोविंदसिंह को जब लोग भगवान् कहकर पुकारने लगे थे, तब उन्होंने स्पष्ट शब्दों में कहा था—

*जो कोई हम परमेसरु कहहीं*
*सो नर नरकुंड में परहीं*
*मैं हूँ अलख पुरुस का दासा*
*देखन आयो जगत् तमासा*

जिसने जीवन भर सत्य और धर्म के लिए संग्राम खेला, उसकी है यह बानी। संग्राम भी खेल ही तो है। युद्धस्व विगत ज्वर: जहाँ किसी भी तरह का कोई आवेग, आवेश या ज्वर आता है, आनंद की मात्रा कम होने लगती है। इसीलिए आनंद से खेलना और जूझना यह साधु और सिपाही दोनों का धर्म है। वह बिलकुल पीछे बैठा होता है, पर जब दूसरे का बोझ ढोने की बारी आती है तब सबसे पहले, सबसे भारी बोझ अपने कंधों पर लादकर चल पड़ता है।

शिबली कहते हैं, आदमी तब सूफी बन जाता है, जिस वक्त वह तमाम मुल्क को अपनी औलाद समझकर सभी का भार अपने कंधों पर लाद लेता है और फिर भी अपना नामो-निशान तक नहीं छोड़ता है। शिबली ने जिस रात देह छोड़ा, उस वक्त उनके होंठों पर ये शब्द थे—

*जिस घर में तेरी चिर शांति हो,*
*उस घर में चिराग की जरूरत नहीं।*

□

# 21

# इसीलिए मैं चिरंजीव हूँ

पौराणिक कथाओं में अनेक पात्र ऐसे हैं जो चिरंजीव हैं। जिसमें नारद, लोमश, मार्कंडेय जैसे ऋषि तथा परशुराम, हनुमान, विभीषण जैसे महावीर भी हैं। पर इन सबमें एक अनोखा और विलक्षण पात्र है काकभुशुंडि। ब्रह्मा के वाहन हंस, विष्णु के वाहन गरुड़ और कार्त्तिकेय के वाहन मोर का स्थान सभी पक्षियों में ऊँचा है। कौवे को कभी किसी ने गौरवान्वित किया हो ऐसा नहीं लगता, फिर भी काकभुशुंडि ने अपने अति दीर्घ आयुष्य और उससे भी अधिक विशाल ज्ञान-भंडार के कारण भारत का हृदय जीत लिया है।

चंड नामक काक एक शिव की शक्ति का एक वाहन काकभुशुंडि के पिता कहलाते हैं। माता है ब्राह्मशक्ति का एक वाहन, एक हंसिनी। काक पिता और हंसिनी माता की इस संतान को देह अपने पिता से मिली है, पर वह नखशिखांत ब्रह्मविद्या के रस से भरपूर है।

इस कलेवर का, इस बाहरी शरीर का कुछ महत्त्व नहीं है, यही दरशाने के लिए शायद ऐसे ऋषि का सृजन हुआ हो। योगवासिष्ठ में काकभुशुंडि की कथा का वर्णन किया गया है।

वसिष्ठ ने कहा, एक बार मैं सूक्ष्म शरीर धारण करके इंद्र की सभा में गया था। वहाँ बड़े-बड़े ऋषियों के बीच वार्त्तालाप चल रहा था। उसी में चिरंजीव पुरुषों की बात निकली। शातातप मुनि ने कहा, इस विश्व में सबसे अधिक चिरंजीव काकभुशुंडि मुनि हैं। सभी ने उत्सुकता से पूछा, कौन हैं वे?

और कहाँ रहते हैं?

शातातप मुनि ने उत्तर दिया, सुमेरु पर्वत की पद्मराग नामक गिरिकंदरा के शिखर पर एक कल्पवृक्ष है, उस वृक्ष की दक्षिण की ओर की डाली पर अनेक पक्षी रहते हैं। उसी में एक महाकांतिमान काक रहता है, जिसका नाम है भुशुंड। वह बड़ा ही मेधावी और वीतराग है। उसके जितनी आयु किसी को प्राप्त नहीं हुई है। वह सबसे दीर्घायु माना जाता है। वह परमशांत और जीवनमुक्त है। उसके साथ बातचीत करने से परम आनंद का अनुभव होता है और चित्त को शांति मिलती है।

यह सुनते ही वसिष्ठ के मन में काकभुशुंडि को मिलने की तीव्र इच्छा हुई। इंद्रसभा में से निकलकर वह सीधे सुमेरु पर्वत पर चले गए, पद्मराग कंदरा के पास का वह कल्पवृक्ष ढूँढ़ निकाला और काकभुशुंडि से मिले। उनसे उनके चिरयुवा, चिरंजीव होने का रहस्य पूछा। वसिष्ठ के प्रश्न के उत्तर में काकभुशुंडि ने जो बात कही, वह सदाकाल के लिए जीवन जीने की स्वस्थ प्रक्रिया के अर्क के समान है। काकभुशुंडि ने अपने स्वस्थ और सुदीर्घ जीवन का रहस्य खोलते हुए कहा है—

*भावाभावमयीं चिन्तां, अहितानी हितान्विताम्,*
*विमृश्यात्मनी तिष्ठामि, चिरु जीवामि अनामयः।*

(यह अच्छा हुआ या बुरा, ऐसी लाभ या हानि की चिंताओं से मुक्त मैं सदैव अपने आत्मभाव में स्थित रहता हूँ, इसीलिए सदा निरोगी रहता हूँ।)

*इदमद्य मया लब्धं, इदं प्राप्स्यामि सुन्दरं*
*इति चिन्ता न मे तेन, चिरं जीवामि अनामयः*

(आज मुझे यह वस्तु प्राप्त हुई है, कल उससे सुंदर वस्तु को प्राप्त करूँगा, ऐसी कोई चिंता मुझे नहीं होती, इसीलिए मैं सदैव निरोगी रहता हूँ।)

*प्रशान्तं चापलं वीतशोकं स्वस्थं समाहितम्*
*मनो मम मुने शान्तं, तेन जीवामि अनामयः।*

(मेरा मन प्रशांत, स्थिर, शोकरहित, स्वस्थ और समाहित है, इसीलिए सदैव निरोगी रहता हूँ।)

*जरामरण दुःखेषु, राज्यलाभसुखेषु च,*
*न बिभेमि न हृष्यामि तेन जीवामि अनामयः*

(वृद्धावस्था तथा मरण इन दुखों से मैं डरता नहीं हूँ तथा राज्यलाभ जैसे सुखों से मैं सुखी नहीं होता, इसीलिए मैं सदैव निरोगी रहता हूँ।)

*अयं बन्धुः परश्चायं, मम अयं अयं अन्यतः,*
*इति ब्रह्मन्! न जानामि, तेन जीवामि अनामयः*

(यह मेरा भाई है, यह पराया है, यह मेरा है, यह उसका है, ऐसे भेदभाव मैं नहीं जानता और इसीलिए मैं सदैव निरोगी रहता हूँ।)

*आहरन् विहरन् तिष्ठन्, उत्तिष्ठन् सश्वसन स्वपन्*
*देहोहम् इति नो वेद्मि, तेनास्मि चिरजीवितः*

(आहार या विहार करते समय, चलते, खड़े होते, साँस लेते या सोते समय, किसी भी समय मैं देह हूँ, ऐसा मुझे नहीं लगता, इसीलिए मैं चिरंजीव हूँ।)

*अपरिचलया शक्त्या सुदृषा स्निग्ध मुग्धया*
*ऋजु पश्यामि सर्वत्र, तेन जीवामि अनामयः*

(अपने स्वरूप में से विचलित न होनेवाली शक्ति से तथा सदा अच्छा देखनेवाली स्निग्ध, मधुर, कोमल और प्रेममय दृष्टि से मैं सर्वत्र देखता हूँ, इसीलिए मैं सदैव निरोगी रहता हूँ।

*यत् करोमि यत अश्नामि, तत् त्यक्त्वा तत्त्वतोऽपि मे*
*मनो नैष्कर्म्यम् आदत्ते, तेन जीवामि अनामयः*

(मैं जो कुछ करता हूँ, जो भी भोग भोगता हूँ, उसमें मैं कुछ कर रहा हूँ, ऐसा अहंभाव छोड़कर सबकुछ करने पर भी मेरा मन निष्क्रिय रहता है, इसीलिए मैं सदा निरोगी रहता हूँ।)

*करोमिशेऽपि नाक्रान्ति परितापे न खेदवान*
*दरिद्रोऽपि न वान्छामि तेन जीवं अनामयः*

(समर्थ होने पर भी मैं आक्रमण नहीं करता, किसी अन्य के द्वारा मुझे परिताप होता है, तब मैं खेद नहीं करता, धनहीन होने पर भी किसी से कुछ पाने की इच्छा नहीं रखता, इसीलिए मैं सदा निरोगी रहता हूँ)

*जीर्णं भिन्नं श्लथं क्षीणं क्षुब्धं क्षुण्णं क्षयं गतम्*
*पश्यामि नववत् सर्वं, तेन जीवामि अनामयः*

(जीर्ण, टूटी-फूटी, शिथिल, क्षीण, क्षोभयुक्त, चूर-चूर हो जानेवाली नष्टप्राय वस्तुओं में भी मुझे सदैव नवीनता दिखाई देती है, इसलिए मैं सदा निरोगी रहता हूँ।)

*सुखितोऽस्मि सुखापन्ने, दुःखितो दुःखिते जने,*
*सर्वस्य प्रियमित्रं च तेन जीवामि अनामयः*

(दूसरे के सुख में मैं सुखी होता हूँ और दूसरे के दुःख में मैं दुखी होता हूँ। मैं सभी का प्रियमित्र हूँ, इसीलिए सदैव निरोगी रहता हूँ।)

*आपदि अचल धीरोस्मि, जगन्मित्रं च संपदि,*
*भावभावेषु नैवास्मी, तेन जीवामि अनामयः*

(आपत्ति में अचल और धीर रहता हूँ और संपत्ति की स्थिति में सारे जगत् का मित्र होता हूँ, भाव अभाव मुझे सर्वदा समान लगते हैं, इसीलिए मैं सदा निरोगी रहता हूँ।)

□

# 22

# भारत की साधना

भारत का यह सौभाग्य रहा है कि जब-जब उसकी ज्योति मंद होने लगती है, नए दीप प्रज्वलित करनेवाले महानुभाव उसे मिल ही जाते हैं। आंतरिक विवादों से, जड़ता या झूठे मूल्यों के कारण भारत छिन्न-भिन्न होने के कगार पर खड़ा हो या फिर बाह्य आक्रमणों के कारण टूटने की स्थिति में हो, उस समय उसकी आत्मज्योति को जगाकर, प्राणों में नई हिम्मत सींचकर, सही दिशा दिखानेवाले उसे मिलते ही रहे हैं। युगों-युगों से जैसे भगवान् की सहायता उसे मिलती रही है, जिसके कारण ही भारत चिरंजीव है।

वाराणसी विश्व की प्राचीनतम नगरियों में से एक है। उसी के जैसी प्राचीनतम नगरी बेबीलोन की राजधानी निनेवेह को भी कहा जा सकता है। निनेवेह आज पुरातत्त्ववेत्ताओं और इतिहासकारों के रस की वस्तु रह गई, जबकि वाराणसी में जीवन का बारंबार संचार होता दिखाई देता है। प्रागैतिहासिक काल की बात छोड़ दें तो इतिहास की पहली किरणें गौतम बुद्ध में देखने को मिलती हैं। प्रज्ञा प्राप्त करने के पश्चात् सर्वप्रथम उनके चरण वाराणसी में ही पड़े हैं। भगवान् शंकराचार्य की संस्कृत वाग्धारा या कबीर-तुलसीदास की लोकवाणी ने यहाँ फिर नई चेतना जगाई है। यही नहीं, गांधी और विनोबा भावे का मिलन भी इसी भूमि पर हुआ है। राजा-रजवाड़ों के सामने गांधी ने अपनी चैतन्यमयी वाणी की सरिता बहाई तब भारत का हृदय विनोबा को यहीं मिल गया था। इसीलिए उन्होंने अपनी हिमालय यात्रा रद्द की। वाराणसी तो प्रतीक है, पर

वह भारत का मृत्युंजय शिव स्वरूप प्रकट करनेवाला प्रतीक है।

भारत के हृदय ने सदैव जिसकी उपासना की है, वह मृत्युंजय शिव स्वरूप आखिर है क्या? भारत ने सदैव सभी के लिए मंगलकामनाएँ ही की हैं, और जो सदा दूसरों का मंगल चाहता हो, उसका कभी अमंगल हो ही नहीं सकता। भारत ने कभी किसी देश, जाति या धर्म का विनाश करना नहीं चाहा। विविधता में एकता और विसंवाद की स्थिति में संवाद स्थापन करना यही भारत की साधना रही है। भारत की यही प्रमुख संपदा है। जब-जब हमने उधार लिये हुए धन से संपन्न होने का दिखावा किया है तब-तब इस मूल संपदा को दिखाकर सच्ची राह पर चलने की प्रेरणा देनेवाले महापुरुष इस भूमि में से पैदा हुए हैं। इस युग के ऐसे दृष्टाओं के अगर हम नाम गिनने लगें तो कविवर रवींद्रनाथ ठाकुर का नाम भुलाया नहीं जा सकता। गांधीजी ने उन्हें 'दि ग्रेट सेंटिनल' महान् प्रहरी कहा है, वह हर अर्थ में सही है। हम जब अपनी रूढ़िवादी जड़ता में बद्ध हो जाते हैं या फिर विदेशी सत्ता के प्रताप की चकाचौंध में गुम होने लगते हैं, तब कविवर की वाणी हमें सचेत कर देने के लिए समर्थ है। 'स्वदेशी समाज' नामक निबंध में उन्होंने कहा है—

हमारी बुद्धि, हमारा हृदय, हमारी रुचि, जो रोज-रोज पानी के प्रवाह के जैसी बह निकलती है, उसे रोकने का एकमात्र उपाय यही है कि हमें जो भी है, उसे सबलता से, सज्ञानता से, अचलता से और संपूर्णता से वश में करना चाहिए।

जो शक्तियाँ बंधन में बँधी होकर पड़ी हुई हैं, विदेशी हमला होते ही वे मुक्त हो उठेंगी। क्योंकि आज पृथ्वी को इसकी जरूरत आन पड़ी है। हमारे तपस्वियों ने तप के द्वारा ऐसी अमूल्य शक्तियों का संचय किया है, जिसे विधाता कभी निष्फल होने नहीं देगा। इसीलिए तो इन शक्तियों ने समय-समय पर बेहोश पड़े हुए भारत को तीव्र पीड़ा देकर जाग्रत् किया है।

अनेकता में एकता की प्राप्ति, विविधता में एकता की स्थापना—यही है भारतवर्ष का असली धर्म। भारतवर्ष विविधता को विरोध की तरह नहीं देखता, परायों को शत्रु रूप में नहीं देखता, इसीलिए तो परित्याग किए बगैर, विनाश किए बगैर एक विशाल व्यवस्था के अंतर्गत वह सभी को योग्य स्थान देना चाहता है। इसीलिए उसे सभी पंथ स्वीकार हैं, अपने-अपने स्थान पर इन सभी का माहात्म्य उसे स्वीकार है।

भारतवर्ष का यह गुण है। किसी भी समाज को विरोधी मानकर हम डरते नहीं हैं। हर नए आघात के बाद भी हम अपने विस्तार की आशा रखते हैं। हिंदू, बौद्ध, मुसलिम या ईसाई भारतवर्ष की इस भूमि में परस्पर लड़कर नहीं मरेंगे। वह एक तरह का सामंजस्य ढूँढ़ ही लेंगे। यह सामंजस्य अहिंदू नहीं होगा, पर विशेष रूप से हिंदू जरूर होगा। उसके अंग-प्रत्यंग चाहे जितने विदेशी हों, उसकी अंतरात्मा, उसका प्राण भारतवर्ष का ही होगा।

भारतवर्ष के विधाता ने हम पर जो कार्यभार सौंपा है, उसे अगर हम याद रखें तो हमारा ध्येय स्थिर हो जाएगा, शर्म दूर होगी, भारतवर्ष की ये जो अमर्त्य शक्तियाँ हैं, उनका अनुसंधान मिलेगा। यूरोप के ज्ञान-विज्ञान को सदा एक शिष्य की भाँति ग्रहण करना कतई जरूरी नहीं, यह हमें याद रखना ही होगा। ज्ञान-विज्ञान के समस्त दल और अनेक पक्षों की खींचातानी को भारतवर्ष की सरस्वती एक शतदल पद्म में विकसित कर देगी। उसकी विखंडितता दूर कर देगी। यह ऐक्य साधना ही भारतवर्ष की प्रतिभा का मुख्य कार्य है। भारतवर्ष कभी किसी को दूर रखने के पक्ष में नहीं है। भारतवर्ष ही इस विवादास्पद संकीर्ण पृथ्वी के समक्ष सभी का स्वीकार, ग्रहण शक्ति, इस विराट् एकता में सभी को अपनी निजी प्रतिष्ठा प्राप्त करने के मार्ग दिखाएगा।

कविवर रवींद्रनाथ ठाकुर ने भारत की इस साधना को बहुतंत्री वीणा के रूप में दरशाया है। अनेक तारोंवाली इस वीणा पर मधुर और संवादी संगीत बजाना कोई आसान कार्य नहीं है। पर इस युग में, इस जगत् के कोलाहल में ऐसा संगीत बजाने की जिम्मेदारी भारत पर ही आ पड़ी है। यह कार्य अत्यंत कठिन है। जहाँ भेदभाव की तलवार सिर पर हमेशा टँगी हो, वहीं पर हृदय-से-हृदय को जोड़ते ऐसे फूलों की माला गूँथना अत्यंत महीन कलाकारी का काम है, पर भारत का आज का आदमी इस कला को भूला नहीं है। रवींद्रनाथ ने शांतिनिकेतन के प्रार्थना प्रवचन आत्मबोध में बाउल बांधवों की बात की है। उन्होंने उन बाउल बांधवों से पूछा था, आपके धर्म की कथा आप जगत् के लोगों को क्यों नहीं सुनाते?

उत्तर में उन्होंने कहा, जिसे प्यास लगेगी, वह गंगा के पास अपने आप आएगा।

रवींद्रनाथ ने फिर पूछा, क्या आप यह देख सकते हैं? क्या कहीं कोई आ रहा है?

दोनों ने हँसकर कहा, सब आएँगे, उन्हें आना ही होगा।

बंगाल के छोटे से गाँव के इन अनपढ़ बाउलों के मुख से इतनी सहज, सरल और विश्वासपूर्वक कही गई वाणी को सुन कविवर गद्‌गद हो उठे। मनुष्य पर इतना विश्वास, मनुष्य के शुभमुखी यात्रा का यह विश्वास ही हमारी सच्ची पूँजी है। कोई मंदगति से तो कोई तेजी से अपनी संपूर्णता की ओर गतिमान है। इस गतिमान विश्व में किसी कोने में कोई बैठा नहीं रह पाएगा। पर जिसके प्राणों में इस प्रेम की, आनंद की, आत्मबोध की प्यास जितनी उत्कट होगी, उसका भाग्योदय उतनी जल्दी होगा। उतना ही अमृतमयी गंगा के वह निकट होगा। प्रेम के इस पुण्यतीर्थ पर आकर माता के अभिषेक के लिए मंगल घट भरने के लिए कविवर ने सभी को उत्फुल्ल कंठ से आमंत्रण दिया है। 'भारततीर्थ' काव्य में उन्होंने कहा है—

*एसो हे आर्य, एसो अनार्य, हिंदू, मुसलमान,*
*एसो एसो आ आज तुमि इन्ग्राज, एसो एसो ख्रिस्तान*
*एसो ब्राह्मण, शुची करि मन धरो हात सबाकार,*
*एसो हे पतित, करो अपनीत सब अपमान भार*
*मार अभिषेक एसो एसो त्वरा, मंगलघट हयनि ये भरा*
*सबार परशे पवित्रकरा तीर्थनीरे*
*एई भारतेर महामानवेर सागरतीरे।*

(आओ हे आर्य, हे अनार्य, हिंदू मुसलमान सब आओ, अंग्रेजों आज तुम भी आओ, इसाइयों आओ-आओ। ब्राह्मणों! आप पवित्र मन से सभी का हाथ पकड़ लो। आओ हे पतित, अपमान के भार को उतार दो। माँ के अभिषेक के लिए सब चले आओ। भारत के इस विशाल मानव समुदाय के तीर पर सभी के स्पर्श से पावन किए हुए इस तीर्थनीर से अभी यह मंगलघट पूरा नहीं भरा है।)

भारतीय प्रेम साधना का इससे महान् और विशाल गान और कहाँ सुनने को मिलेगा? कविवर कहते हैं, मंगलघट अभी पूरा नहीं भरा है, शायद आपकी अंजलि की ही वह प्रतीक्षा कर रहा हो।

□

23

# कैसे हो? क्या पुण्य बढ़ रहा है?

किसी के साथ सामान्य रूप से बातचीत करते वक्त अपने व्यवहार से हम अपने व्यक्तित्व को प्रस्तुत करते हैं, उसी के साथ हमारे व्यक्तित्व का विकास भी होता है। अनेक पीढ़ियों से चले आ रहे इस प्रकार के व्यवहार से ही रीति-रिवाज, रूढ़ियाँ बनती जाती हैं। अगर हम जाग्रत् होकर इस बातचीत या व्यवहार के रूप को बदल दें तो समाज में बदलाव आए बिना नहीं रहता। कुछ उदहारण देखें।

आज हम किसी से मिलते हैं तो एक-दूसरे के हाल-चाल पूछते वक्त कहते हैं, कैसे हो? सब ठीक तो है? इन प्रश्नों में स्वास्थ्य, व्यापार, रोजगार, परिवार के सदस्यों के बारे मे क्षेम-कुशल जानने का हेतु होता है, क्यों कि हमारा लक्ष्य परिवार के सुख से जुड़ा होता है। किंतु कुछ समय पहले तक यही प्रश्न कुछ इस तरह पूछे जाते थे, क्यों, पुण्य बढ़ रहा है न? अपि किं पुण्यं वर्धते? क्षेम-कुशल पूछे जानेवाले दोनों प्रश्नों में कितना अंतर आ गया है ?

आज केवल आनंद में होना यही बात महत्त्वपूर्ण हो गई है, परंतु असल में पुण्य बढ़ रहा है, मतलब मनुष्य के हाथों सत्कार्य हो रहे हैं, यह बात मुख्य होनी चाहिए। आज हम सुख से जी रहे हैं या दुःख से, यह बात उतनी महत्त्वपूर्ण नहीं है, जितना पुण्य बल बढ़ाते रहने में है। क्योंकि जब पुण्य बल बढ़ेगा तो सुख उसके पीछे अपने आप खिंचा चला आएगा। पुण्य बढ़ रहा

है? ऐसा प्रीति संबोधन आज समाज में प्रचलित करने की आवश्यकता है। जिससे पूछनेवाले और जवाब देनेवाले, दोनों को अपने अंदर झाँकने का अवसर मिले।

गृहस्थ लोग जब यह पूछते थे कि पुण्य बढ़ रहा है? उसी समय में त्यागियों से पूछा जाता था, 'तप बढ़ रहा है'? पुण्य संचय से बढ़कर है तप की वृद्धि। त्यागी को क्षेम ऐसे नहीं पूछा जाता, क्योंकि तप की अभिवृद्धि शांत और दृढ़ता के आसन से उठती हुई तेजोमय ज्वालाएँ जैसी होती है, जिनमें पाप और पुण्य दोनों जलकर राख हो जाते हैं। पुण्य भी एक तरह का बंधन ही तो है, उसे भी काटे बिना मुक्ति नहीं पाई जा सकती, पर जिस समाज में मुक्ति की केवल बातें होती हैं, पर सामान्य सच्चाई या ईमानदारी का पालन अगर वहाँ न हो तो वह समाज उन्नति नहीं कर सकता। पुण्य बढ़ रहा है या नहीं? हम कितने पापभीरू हैं? इस पाठ को पढ़े बिना ब्रह्मज्ञान की बातें करने का हमें कोई हक नहीं।

सामान्य कुशल-क्षेम पूछने में अधिकांशतः केवल औपचरिकता होती है। इस औपचरिकता के अनुकरण में कोई आंतरिक भाव नहीं होता। कैसे हो? सब ठीक तो है? जैसे शिष्टाचार निभाना केवल आदत बन चुकी है। सचमुच, अगर व्यक्ति के विकास के बारे में, कार्य में, रुचि हो तो प्रतिदिन के यह अभिवादन किसी को भी उन्नति के शिखर पर चलने को प्रेरित कर सकते हैं। हम जिसे निरी औपचारिकता मानते हैं, वह शिष्टाचार सचमुच शिष्टता का आचार है। शिष्टाचार की व्याख्या इस प्रकार है—

*दानं सत्यं तपोऽलोभो विद्येज्या पूजनं दम।*
*अष्टौ तानि चरित्रानि शिष्टाचारस्य लक्षणं॥*

(दान, सत्य पालन, तप, निर्लोभ, विद्या, यज्ञ क्रिया, पूजन और संयम ये आठ प्रकार के वर्तन शिष्टाचार के लक्षण हैं।)

प्रत्येक मिलनेवाले का अभिवादन करना, स्वागत करना यह शिष्ट के लिए स्वाभाविक होता है, पर उसमें अगर सामनेवाले के कल्याण की कामना करना भी शामिल हो तो वह एक-दूसरे की सीमाओं का विस्तरण करने जैसा होगा। मनुष्य स्वयं और उसकी परिसीमा में आनेवाले लोग धर्म के पथ पर आगे बढ़ें, ऐसी पृच्छा जीवन में महत्त्व रखती है। केवल कैसे हो? स्वास्थ्य तो ठीक है—जैसे प्रश्नों के स्थान पर सद्विचार बढ़ रहे हैं? सत्कार्य हो रहे

हैं? ऐसा अगर प्रियजनों को पूछने लगे तो हमारा मानवप्रेम सार्थक होगा। हमें सचेत रहकर चलना होगा। मनुष्य यहाँ प्रवासी है, यहाँ का निवासी नहीं। मानव प्रेम यदि दैहिक हो तो उसे राख होने से कोई नहीं बचा सकता, पर इस प्रेम का स्पर्श अगर मनुष्य की वाणी में, आँखों के तेज में, अंतर की ऊष्मा में हो जाए तो वह अमर हो जाता है।

मलिक मुहम्मद जायसी कहते हैं—

*मानुस प्रेम भयउ वैकुंठी*
*नाहीं त काह छार एक मूठी*
*प्रेम पंथ जै पहुँचै पारां*
*बहुरि न आई मिलै एही छारां*

(मनुष्य का मनुष्य के लिए प्रेम ही बैकुंठ का दिव्य प्रेम है। नहीं तो वह एक मुट्ठी राख के सिवाय और क्या है? जो इस प्रेमपंथ के पार पहुँचते हैं, वे फिर वे इस राख में नहीं मिलते।)

□

# 24

# शुभ को आमंत्रण

एक बालक विद्यालय में अपने सहपाठी से झगड़कर घर आया। घर आकर गुस्से में मन-ही-मन कुछ बुदबुदा रहा था—'बदमाश! हरामखोर! मैं तुम्हें मार डालूँगा।' माँ ने सुन लिया। पर वह कुछ बोली नहीं, वह उसे ऊँचे पहाड़ों पर ले गई और कहा, 'बेटा, तुम घर में क्या बड़बड़ा रहे थे? जो कुछ भी तुम कह रहे थे, वह यहाँ चिल्ला-चिल्लाकर कह दो।' बालक पहले शरमाया, घबराया। पर माँ के बहुत आग्रह करने पर जोर से चिल्लाया, 'बदमाश!' गहरी खाई के उस पार ऊँची-ऊँची पर्वतमालाओं से टकराकर वैसी ही प्रतिध्वनि सुनाई दी, 'बदमाश! मैं तुम्हें मार डालूँगा' लड़का चिल्लाया। पर्वतमालाएँ जैसे उस लड़के को मार डालने के लिए ही खड़ी हों, उस तरह फिर प्रतिध्वनि आई, 'मैं तुम्हें मार डालूँगा।'

लड़का इस प्रतिध्वनि के नियम को जानता था, पर अब की बार यह नियम उसके हृदय में घर कर गया। माँ ने कहा, बेटा! अब फिर चिल्लाकर कहो तो, भैया! तुम मुझे बहुत अच्छे लगते हो। आपका भला हो। सामने की पर्वतमालाओं से टकराकर वही शब्द वापस सुनाई दिए। माँ ने कहा, बेटा इस नियम को कदापि नहीं भूलना।

वह लड़का इस नियम को कभी नहीं भूला बल्कि उसने अपने अंतर में इस बात को सदा जाग्रत् रखा। उसे इस जगत् में मित्रों की फिर कभी कमी न रही। कुदरत के ये नियम कितना कुछ सिखाते रहते हैं। पर उसकी वाणी

सुनने के लिए हमारे पास कान ही नहीं हैं। क्रिया और प्रतिक्रिया परस्पर तथा एक जैसी ही होती है। विज्ञान के प्रारंभिक पाठों में हमने यह पढ़ा भी होगा। पर उन पाठों में समस्त कार्यों की, जीवन की दिशा बदल देनेवाली प्रेरणाएँ भी छिपी होती है यह हम नहीं जानते।

खेत में हल चलाकर उसमें बीज बोते हुए किसान को शायद देखा होगा, एक कण से घड़ा भर अनाज उत्पन्न होता है, यह बात भी हमें खेत में लहलहाती फसलों को देखकर याद आती होगी। पर हमारे अंदर भी एक ऐसा ही खेत है, जिसमें हर पल बुआई का मौसम चल रहा है। उसकी तरफ हमारा ध्यान ही नहीं जाता। हमारे व्यक्तिगत मन का संबंध एक विशाल विश्वमन के साथ है, और जिन विचारों को हम बोते हैं, वही सब अनेक गुना होकर हमारे सामने आते हैं। आज विज्ञान ने यह सिद्ध कर दिया है कि प्रकाश की तरह, बिजली की तरह, वायु की तरह विचार की भी तरंगें होती हैं। हर पल कितनी शक्ति को हम व्यर्थ बिखेर देते हैं।

और वह भी किस तरह? किस दिशा में? अगर इसका हिसाब लगाया जाए तो हमें मालूम होगा कि कुदरत ने अत्यंत सूक्ष्म और शक्तिशाली ऐसा एक यंत्र हमें दिया है, पर उसका सही उपयोग करना अगर हम नहीं सीखते तो फिर हमें इसके दुष्परिणाम भोगने ही होंगे। हम अपनी कमियों को देखे बगैर दूसरे के दोष देखने लगते हैं। यही मानव मन की बलिहारी है। हमारे पास क्या है और क्या नहीं, यह देखने के बजाय दूसरों के पास क्या है, कितना है, इसका हिसाब लगाने में हम अपना वक्त बरबाद करते रहते हैं। मन की जितनी जागृति उतनी ही जीवन की समृद्धि, यह सरल सी बात मिलिंद पन्हा में आचार्य नागसेन ने कही है।

राजा मिलिंद ने पूछा, 'आर्य नागसेन! मन की जागृति का लक्षण क्या है?'

'महाराज, एक वस्तु का मनन और उसका सातत्य'

'मनन मन की जागृति का लक्षण कैसे हो सकता है?'

महाराज, मनुष्य के अंतःकरण में मानसिक जागृति का प्रवेश होता है, तब वह उसके अच्छे या बुरे, सच्चे या झूठे, क्षुद्र या महत्त्वपूर्ण, ऐसे हर पहलू पर बारंबार मनन करता है और अपने आप को कहता है, अपने आपको तत्पर और जाग्रत् रखने के यही चार प्रकार हैं। आध्यात्मिक प्रयत्नों के ये चार

विधान हैं। असाधारण शक्तियों के ये चार मजबूत आधार हैं। पाँच कर्मेंद्रियों के द्वारा पलती हुई नैतिक दृष्टि और पाँच ज्ञानेंद्रियों के द्वारा मिलती आत्मशक्ति इससे आती है। अर्हत का निर्माण इसी से होता है और आर्य अष्टांग मार्ग भी इसी में समाया हुआ है। यही प्रशांति है, प्रज्ञा है और मुक्ति भी।

भिक्षु इसी प्रकार इच्छनीय और अनिच्छनीय गुणों का मनन करता है। किन गुणों का मनन करना है और किन गुणों का परित्याग करना है, इस समझ को विकसित करता है। इसी तरह मनन मानसिक जागृति का लक्षण है।

किसी को भी दुःखी होना अच्छा नहीं लगता, पर फिर भी इस दुनिया में बहुत लोग दुःखी ही रहते हैं, यह दुनिया का सबसे बड़ा आश्चर्य है। इसका मुख्य कारण यह है कि मनुष्य दूसरों के बल पर अपने सुख का महल खड़ा करना चाहता है। फिर ऐसे महल की नींव में से दुःखों का ही विस्तार होता जाता है। हमारे अंतर में से केवल वैर और तिरस्कार की वाणी निकलती रहे, तो प्रतिध्वनि के नियम के अनुसार सामने से स्नेह या आशिष बरसते रहें, यह नामुमकिन है।

जिसका प्रारंभ किसी पर आघात या प्रहार के साथ हो, उसका परिणाम निर्मल आनंद कभी नहीं हो सकता। इसीलिए सुख का निर्माण केवल अपने मनभूमि को स्वच्छ करने से ही संभव होता है। मनभूमि के शुद्ध होते ही ध्यान में आएगा कि अकेले के सुख की कामना के बराबर पीछे दुःख खड़ा हुआ होता है। मनुष्य के व्यक्तिगत मन का विश्व मन के साथ अटूट नाता है। दूसरों के सुख की कामना में से, संकल्प में से, कार्यों में से ही अपना सुख जन्म लेता है। मन जब ऐसे शिव संकल्प से भरपूर हो जाता है तब सुख को निमंत्रण नहीं देना पड़ता, वह स्वयं चला आता है। शंतिदेवाचार्य के बोधिचर्यावतार में यह सत्य सरल रूप में व्यक्त किया गया है।

*ये केचिद् दुःखिता लोके सर्वे ते स्वसुखेच्छया,*
*ये केचिद् सुखिता लोके सर्वे ते अन्यसुखेच्छया।*

खुद के सुख की इच्छा यही दुःख है। दूसरों के सुख की कामना में ही सच्चा सुख होता है, यह समझते ही अंतर में से दुःख का काँटा अपने आप निकल जाता है। सुख यह तो मेरे सम्मुख विस्तीर्ण जीवन-शिखरों के सामने मैंने जो उद्‌गार निकाले, उसी में से उठती हुई प्रतिध्वनि ही है। एक बार साधु माधवदास ने यह बात मारो, तारो (मेरा तेरा) इन दो शब्दों के द्विअर्थी उपयोग

से समझाई थी। उन्होंने कहा। मारो मारो (सब मेरा है) कहोगे तो ईश्वर मार डालेगा और अगर तारो-तारो (सब तेरा है) कहोगे वह आपको तार देगा।

प्रतिध्वनि का यह नियम सूक्ष्मलोक में भी काम करता है, इसीलिए वैदिक ऋषियों ने सभी दिशाओं से शुभ को आमंत्रण देने हेतु संदेश दिया है। □

# 25

# श्री माँ की निष्ठुर कृपा

*ॐ बालार्क मंडलाभासां*<br>
*चतुर्बाहुं त्रिलोचनाम*<br>
*पाशांकुश वराभीती*<br>
*धारयन्तीम् शिवांभजे*

(उदयकाल के सूर्यमंडल सी देदीप्यमान, चार भुजाओंवाली, तीन नेत्रोंवाली, हाथ में पाश, अंकुश, वरदान, और अभयमुद्रा धारण करनेवाली परम कल्याणस्वरूपिणी महादेवी का मैं मनपूर्वक ध्यान करता हूँ।)

इस जगत् में रात और दिन की तरह देवों और दानवों में सदा युद्ध होता रहेगा। रात्रि का घोर अंधकार जब चारों दिशाओं में व्याप्त हो जाता है तब मानव का हृदय घबरा जाता है। उसे कोई दिशा नहीं सूझती, बल्कि काले भीषण साए और भूतों की कल्पना से वह काँप उठता है। मानव के अंतर में और बाहर मृत्यु के मुख में धकेलनेवाली अज्ञानी और आसुरी वृत्तियों का भय छा जाता है, जिसे पुराणों में महिषासुर का नाम दिया गया है। हमारी प्रगति के समक्ष ऐसा ही महिषासुर खड़ा हो जाता है। सर्वग्रासी गुफा की तरह यह अपना विकराल मुँह खोलता है। कहीं आशा की कोई किरण हमें नजर नहीं आती। बचने का कोई मौका नहीं होता।

पर तभी अंधकार को चीरकर जिस तरह सूर्य की सवारी आ पहुँचती है, उसी तरह इस कल्याणकारी शक्ति का दर्शन होता है और कैसी है ये शक्ति?

चारों दिशाओं को जिसने अपनी चारों भुजाओं में समा लिया है, तीन दिव्य नेत्रों से जगत् की कोई बात छिपी नहीं है। उसके दोनों हाथों में पाश और अंकुश असुरों को वश में करने के लिए हैं, और दो हाथ अभय तथा वरदान के आशिष बरसा रहे हैं। अपने भयग्रस्त संतानों को वह महिषासुर से जरा सा भी न डरने का आश्वासन देती है और मृत्यु के राज्य में अमृत वर्षा करती है।

मनुष्य को तब यह विश्वास होता है, इस जगत् पर केवल महिषासुर का अधिकार नहीं है। महिषासुर की गर्जना चाहे जितनी भीषण हो पर महाशक्ति के सामने उसका टिक पाना मुश्किल है। महिषासुर जब अपनी विशाल सेना के साथ महाशक्ति पर आक्रमण करता है, तब महादेवी अट्टहास करती हुई तुच्छता से कहती है—

*गर्ज गर्ज क्षणं मूढ़,*
*मधु यावत् पिबाम्यहम्,*
*मया त्वयि हतेत्रैव*
*गर्जिष्यन्त्याशु देवता:*

(अरे मूढ़! इस अमृत का घूँट पी लूँ तब तक क्षण भर के लिए जितना चाहे गरज ले, मेरे द्वारा तेरे हनन के साथ ही देवों की जयगर्जना दिशाओं में गूँजती रहेगी।)

हम अपने आप को क्षुद्र और पामर मान लेते हैं कि महिषासुर की पराजय असंभव है। पर उसके अनेक अस्त्र-शस्त्रों को महादेवी एक क्षण में विच्छिन्न करने के लिए समर्थ हैं—

*लीलयेव प्रविच्छेद*
*निज शस्त्रास्त्रवर्षिणी,*
*अनायास्तानना देवी*
*स्तूयमाना सुरर्षिभि:*

(महादेवी ने क्षणमात्र में अपने अस्त्र-शस्त्र द्वारा दैत्यों के अस्त्र-शस्त्र विच्छिन्न कर दिए। उनके चेहरे पर परिश्रम या थकान के कोई चिह्न नहीं थे और देवता तथा ऋषि उनकी स्तुति कर रहे थे।)

यह जगत् पैरों तले रौंदते महिषासुर का संग्राम-क्षेत्र नहीं अपितु महादेवी का लीला-क्षेत्र है। इस महाशक्ति को जब मनुष्य अपने अंतर में जाग्रत् करता है तब उसका सारा भय जाता रहता है। महिषासुर के काले साए से फिर उसे

डर नहीं लगता उसे उस अंधकार में माँ श्यामा का मुसकराता चेहरा दिखाई देता है।

रात्रि के गहन अंधकार को भेदकर जिस प्रकार उषा की लालिमा छाने लगती है, उसी तरह जीवन के भीषण संकटों और संग्रामों के पीछे माँ की अपार करुणा चली आती है। हमारी क्षुद्रता का नाश करके वह महिषासुर को पराजित करती अजेय शक्ति को प्रकट करती है। हम जब इन आसुरी शक्तियों के वश हो जाते हैं, तब हम इस तेजपूर्ण किरणों को सह नहीं पाते, पर इन कठोर और कातिल किरणों में ही हमारा कल्याण होता है। इस कठोरता में माँ की अपार करुणा ही बरसती है। इसीलिए तो महादेवी की स्तुति गाते हुए ऋषि कहते हैं—

*चित्ते कृपा समरनिष्ठुरता च द्रष्टा,*
*त्वय्येव देवि वरदे भुवनत्रयेपि।*

(हे वर देनेवाली माता! हृदय में कृपा और जीवन की युद्धभूमि में निष्ठुरता, ये दोनों बातें तीनों लोकों में केवल तुझमे ही दिखाई देती हैं।)

माँ जब धूल से सने बालक को स्नान कराती है, बालक के पैर में लगा काँटा निकालती है तब बालक को वह निष्ठुर लगती है, पर इस निष्ठुरता में माँ का स्नेह ही तो होता है। जीवन की यह भीषणता को भेदकर भगवती का करुणामय स्वरूप जो देख सके तो वह इस डर से सदा के लिए मुक्त हो जाता है और नित्य आनंद में विहार करता है। रामकृष्ण परमहंस इसीलिए तो गाते थकते नहीं थे।

*माँ कालीर भक्त*
*जीवनमुक्त*
*नित्यानंदमय।*

□

26

# महादेव का दक्षिण मुख

*रुद्र यत्ते दक्षिणमुखं*
*तेन मां पाहि नित्यं*

(हे रुद्र! अपने इस प्रसन्न मुख द्वारा आप हमारी सदा रक्षा करो।)

भगवान् शिव के दो स्वरूप हैं—रुद्र और भद्र। रुद्र स्वरूप से तांडव के ताल पर महाविनाश होता है और भद्र स्वरूप में हलाहल विष का पान करके इस विश्व को बचाने का कार्य भगवान् शिव के द्वारा होता है। विनाश और सृजन के इन दोनों स्वरूपों में शिवतत्त्व, कल्याणकारी तत्त्व तो है ही, पर मनुष्य उनके सौम्य और सुंदर स्वरूप के दर्शन करने के लिए सदा उत्सुक रहता है। भगवान् कृष्ण के विराट् रूप के दर्शन से तो महावीर अर्जुन भी भयभीत हो गए थे और उन्होंने उस सहस्रभुज विश्वमूर्ति भगवान् से फिर अपने उसी शांत चतुर्भुज रूप को धारण करने की प्रार्थना की थी। परंतु भगवान् के भद्र स्वरूप की महिमा उनका विराट् रूप या रुद्र रूप को देखे बिना समझ में नहीं आती। इसलिए जीवन में पग-पग पर हम रुद्र को शीश नवाते हुए भद्र के दर्शन पाते हैं। जीवन के झंझावातों से गुजरे बिना, घर की छाया में सुरक्षित जीवन व्यतीत करते हुए मनुष्य के जीवन में वह तेज प्रकट नहीं हो सकता। तपस्या और तितिक्षा की कठिन परीक्षा से जो गुजरता है, उसी के जीवन में प्रसन्नता के फूल खिलते हैं।

हम प्रतिवर्ष माघ के महीने में महाशिवरात्रि का महापर्व मनाते हैं।

कड़कड़ाती ठंड की तपस्या में से गुजरकर प्रकृति में जब ऊष्मा और नवजीवन का संचार होता है, उसी उत्सव का यह पर्व होता है। अभी तक भगवान् शिव का स्वरूप हिम-चादर बिछाकर खड़ा हुआ था। तेज शूल की तरह सूँ-सूँ करती बहती ठंडी हवाएँ जैसे शिव का अघोर डमरू बजा रही थीं। इस हिमपात को सहते हुए प्रकृति मानो शिव के प्रसन्न मंगल मुख के प्राकट्य की राह देख रही थी। वसंत का आगमन मन में श्रद्धा को प्रेरित करता है। महाशिवरात्रि ऐसे अमृत दर्शन को अपने जीवन में प्रकट करने का उत्सव है। महाशिवरात्रि की रात्रि में जागरण करके हर पहर शिव का पूजन करके हम शिव आराधना करने का संतोष पाते हैं, पर यह जागरण असल में प्रकृति में जैसे वसंत नवजागृति लाता है, वैसे हमारे प्राणों को भी नवजागृति की प्रेरणा देने वाला होना चाहिए। अनायास ही लोकधर्म करते रहना वसंत का मुख्य धर्म है।

उसी तरह हमें भी सर्व सुख हेतु उल्लास से आगे बढ़ना चाहिए। महिम्नस्तोत्र में शिव के लिए एक सुंदर वंदना है—

*जनसुखकृते सत्त्वोद्रिक्तौ मृडाय नमोनम:*

(सत्त्व की वृद्धि करते जन सुखकारी मंगलमय को नमस्कार।)

प्रकृति में भी इस सत्त्व की वृद्धि महाशिवरात्रि के समय दिखाई देती है। सर्दियों के मौसम की कँपकँपाहट और भीषण गरमी की व्याकुलता, दोनों इस समय नहीं होतीं। गुलाबी ठंड में हलकी ऊष्मा भरे बयारोंवाले इस शांत, स्फूर्ति भरे समय में शिव जागरण का सहज योग होता है। समाधिमग्न शिव के नेत्र जैसे शांत, स्निग्ध किरण बिखेरते हुए इस सृष्टि का आनंद और आश्चर्य से अवलोकन कर रहे हैं। मानवहृदय में जब इन किरणों का प्रवेश होता है, तब वह भी आनंद से विभोर हो जाता है। मानव की आशाएँ सफल होने लगती हैं। मानव की रक्षा करते हुए रुद्र का प्रसन्न मुख सुहाना लगता है। सारी जड़ता, भय का नाश हो जाता है। महिम्नस्तोत्र में कहा है—

'भुवनभय भंग व्यसनिन:' अर्थात् इस भुवन की भयरूपी भंग को पीने का जिसे व्यसन है, ऐसे कृपानिधि का अभय हस्त हमारे सिर पर फेर रहा है। मनुष्य के अंतर में जब यह प्रतीति होती है तब ही उसका जीवन सार्थक होता है।

मानव की जड़ता और अहंकार की दीवारों को भेदकर माघ के महीने में

जो फूल खिलता है, वही सर्वेश्वर की पूजा के लिए सर्वथा योग्य है। आज तक धरती के अंदर तप करके बाहर निकली, यह सुगंध दसों दिशाओं में व्याप्त हो रही है। जैसे परम मुक्ति का अहसास! भगवान् शिव के चरणों पर ऐसा विकसित हृदयपद्म अर्पण करना हमारा परम कर्तव्य है। महेश्वर के चरणों पर ऐसा सहज प्राप्य चैतन्यमय फूल अर्पण करने के बदले हम वन-उपवन फूलों को खोजते फिरते हैं, इसके जैसी जड़ता और कोई नहीं है। शंकराचार्य ने इसे बहुत सुंदर शब्दों में कहा है—

*गभीरे कासारे विशति विजने घोर विपिने,*
*विशाले शैले च भ्रमति कुसुमार्थं जडमति।*
*समर्प्यैकं चेतः सरसिजमुमानाथ भवते*
*सुखेनैव स्थातुं जन इह न जानाति किमहो।*

(गहरे सरोवर में, निर्जन वीराने में, घोर जंगल में और ऊँचे पर्वतों पर फूल चुनने के लिए जड़मति मनुष्य भटकते रहते हैं, परंतु हे उमापति! आश्चर्य है, आपको अर्पण करने के लिए अति सुगम चित्तरूपी फूल को क्या वे नहीं जानते?)

□

27

# आपके कदम

आपका कार्य ही तो सबसे महत्त्वपूर्ण वस्तु है।

इस कार्य को पूर्ण करने के लिए जो राह देखनी पड़ती है, वही विशेष है। इन्हीं पहाड़ों में बच गए ऐसे कुछ योद्धाओं की यह बात है।

इन योद्धाओं की एक टोली थी। इस टोली का कोई सदस्य अगर किसी नियम को भंग करता तो बाकी सारे सदस्य मिलकर क्या निर्णय लेना है, इस बारे में सोचते थे।

अपराधी ने किसलिए नियम को भंग किया, उसका खुलासा देना पड़ता था और सारे सदस्यों को वह सुनना भी पड़ता था। फिर अगर ठीक लगे तो उसे छोड़ दिया जाता अन्यथा उसे मृत्युदंड दिया जाता था। ऐसे समय अपराधी अपने दोस्तों से अलविदा कहता और उसकी सजा प्रारंभ हो जाती।

दोस्तों से विदा लेकर अपराधी योद्धा पहाड़ों के ढलान पर से उतरकर वृक्षों की घटाओं की ओर चलने लगता। बाकी सारे दोस्त तब धनुष ले उस पर निशान लगाते। गर कोई मित्र बाण न चलाए या घायल होकर भी अगर वह जीवित उस घटा तक पहुँचने में सफल हो जाए तो उसे छोड़ दिया जाता था।

कहते हैं कि इस तरह जीवित बच जानेवाले योद्धा भी उस टोली में थे और इस तरह बचनेवालों के व्यक्तित्व का असर उनके साथियों पर पड़ता। जब वह उन पर तीर चलाने के लिए निशाना साधते तब या तो भय के कारण

तीर चलाने की हिम्मत नहीं जुटा पाते या फिर उसकी बहादुरी से ऐसे प्रभावित होते कि उसे नहीं मार पाते।

पहाड़ों के ढलान पर से चलते वक्त शर्त यह रहती थी कि उसे स्वस्थ रूप से, धीरे कदमों से चलना होता था। उसके कदम स्थिर और दृढ़ होने चाहिए। वह जिस दिशा में जा रहा हो, उसी तरफ उसकी दृष्टि होनी चाहिए। लड़खड़ाए बगैर, पीछे देखे बिना और दौड़े बिना उसे नीचे जाना होता था।

अगर आपको इस पृथ्वी पर जीना है तो अपने कार्य पूर्ण होने तक इस योद्धा की तरह ही धीरज धरना होगा। आज जो राह देखने के लिए ऊपर कहा है, वह इस कथा के योद्धा की चाल से बिलकुल मिलती जुलती है। योद्धा के पास जीने के लिए अधिक समय नहीं है, उसी तरह आपके लिए भी नहीं है। फर्क इतना है कि आपके सामने कौन निशाना साधे खड़ा है, वह आप नहीं जानते। योद्धा के सामने निशाना उसके दोस्त लगा रहे थे, पर आपके सामने निशाना साधनेवाला अज्ञात है। आपके पास बचने का एक ही रास्ता है। आपका अपना अभय। पीछे मुड़े बगैर, धैर्य से, किसी प्रकार के बदले की आशा किए बिना राह देखनी चाहिए। अपने सभी कार्यों को पूर्ण करने के लिए अपनी सारी शक्ति लगा देनी चाहिए।

अगर आप इस अभयभाव से न रह सको, धैर्य न रख सको, शिकायतें शुरू हो जाएँ, तो आप हताश हो जाएँगे और तब अज्ञात के तीरों से आपका बचना मुश्किल हो जाएगा।

□

## 28

# उस्ताद का अखाड़ा

उस्ताद जब जाँघ ठोककर कुश्ती के अखाड़े में अपने चेले को ललकारते हैं तब चेले में भी दुगुना जोश भर जाता है और वह अखाड़े में अपने उस्ताद के साथ कुश्ती के लिए आ जाता है। वह अच्छी तरह जानता है कि उस्ताद के साथ लड़ने की उसकी हैसियत नहीं है, एक या दो दाँव में ही उस्ताद उसे चित कर देंगे, पर इस बात की उसे कोई परवाह नहीं होती, क्योंकि वह यह भी जानता है कि चित करने के साथ-साथ उस्ताद उसे एक-दो नए दाँव भी सिखा देंगे। इस विराट् प्रकृति की तुलना में मनुष्य कितना बौना है? आकाश के तारों की तरफ नजर उठाकर देखो तो समझ में आएगा कि उसके सामने तो पृथ्वी भी किसी गणना में नहीं आती। काल का विचार करें तो मनुष्य एक कीटक से भी क्षुद्र हो जाए, पानी के एक बुलबुले की तरह। पर इससे मनुष्य मूढ़ होकर बैठ नहीं जाता। कहीं से विराट् का आह्वान उसके कान पर पड़ते ही वह खड़ा हो जाता है। आकाश की सीमा लाँघने की लगन उसे लग जाती है। काल पर विजय प्राप्त करने के सपने सँजोने लगता है।

यह केवल मनुष्य की बात नहीं है। मनुष्य तो प्रकृति की ललकार को स्वीकार करनेवाली सबसे बड़ी संतान है। जीवन के आदिम काल से ही प्रकृति नित्य नए आह्वान देती रही है, और जीवन उसका जवाब देता रहा है। कौन जाने कौन सी मंगल घड़ी में समुद्रजल में किसी जीव का आविर्भाव

हुआ होगा? समुद्र के ज्वार-भाटे में युगों तक झूलता रहा होगा? पर यह जीव केवल समुद्र की लोरी सुनने के लिए थोड़े ही पैदा हुआ है? समुद्र में ज्वार के साथ किनारे पर पहुँचना और भाटे में सागर में डूब जाना क्या बस यही है जीवन? लंबी निद्रा के बाद जैसे किसी ने उसे झकझोरा। अरे उठ! पानी में से बाहर तो निकल। जरा किनारे पर आकर तो देख! और महा उस्ताद के सामने मुट्ठी भींचकर जीव खड़ा हो गया। ज्वार के समय समुद्र का और भाटे के समय किनारों का खिंचाव, इसके सामने जीव ने मुठभेड़ करने का जैसे बीड़ा उठा लिया। समुद्र में मिलती वेगवान नदियों की तरफ से मुँह मोड़ लिया। वह बूढ़ा बरगद टूटा नहीं। कमजोर शरीर में कहीं से जैसे जान आ गई, दुगुना जोश भर गया। उस दिन वह बड़ा उस्ताद भी वाह-वाह कर उठा होगा।

फिर प्रवाह के विरुद्ध तैरती मछली या आसमान में उड़ता हुआ पंछी या चंद्र पर पाँव रखता मनुष्य हजारों दाँव-पेंचों से हारकर एकाध दाँव में मैदान मारकर ले जानेवालों की कथाएँ हैं। इस जगत् को कोई भावनाहीन, ज्ञानहीन प्रकृति का यंत्रणालय कहता है। निष्ठुर नियमों और तत्त्वों का अर्थहीन संग्राम कहता है। तब लगता है, बस इतना ही? अंध आवेगों का बवंडर आसमान में उठ रहा है तो इसमें से क्या कुछ आकार नहीं बनते? सूर्य की ज्वालाएँ धधक रही हैं तो क्या उससे कहीं कोई कली नहीं खिलती? माना कि यह कली खिलते ही फूल बनकर अगले ही पल मुरझा जानेवाली है, पर क्या मृत्यु के मुख में जाने से पहले हँसी के कुछ बीज नहीं बिखेर जाएगी? मृत्यु का सर्वनाशी पंजा सभी को अपनी चपेट में लेता है, किंतु फिर भी जीवन उससे बचकर नई सीमाओं पर नहीं तो फिर मृत्यु के भीषण साए से डरना कैसा? क्या उस नई किरण का कोई महत्त्व ही नहीं?

मुझे तो प्रकृति के इस विकराल स्वरूप के पीछे किसी दुश्मन का हाथ नहीं लगता। पूरे जंगल को अपनी दहाड़ से दहला देनेवाली सिंहनी के बच्चे उसी के अंग को घिसटते हुए, उसी के दाढ़ में अपने नाखून मारते हुए खेलते रहते हैं। अंधकार का भय मनुष्य के रग-रग में बसा होने के बावजूद उस अंधकार को चाहने की दृष्टि भी मिल जाती है। एक बंगाली शाक्त गाता है—

आन्धारेते भय करी ना
आन्धारे आमी बाशि भालो
आन्धार देखले मने पड़े
आन्धार माझे, भएर माझे
देखते जे पाई
मायेर रंगा पाएर आलो

(अंधकार से मैं डरता नहीं, अंधकार को मैं चाहता हूँ, अंधकार को देखकर मुझे लगता है कि मेरी श्यामा माँ ऐसी ही काली है और उस अंधकार में भय के बीच ही मैं माँ के गुलाबी चरणों का प्रकाश देखता हूँ।

कोई ज्ञानी शायद यह वाक्य नहीं बोल पाएगा किंतु प्रेमी जरूर बोल उठेगा। घोर अँधेरी काली रात के पीछे जैसे उषा की लालिमा चली आती है, उसी तरह असह्य दु:ख के पीछे-पीछे सुख की परछाइयाँ चली आती हैं। आनंद का गुलाल उठाते हुए किसी के मंगल कदमों की आहट होती है।

यह सच है कि यह सब कहने की हिम्मत हम में नहीं है, पर जिसने भी यह बात कही है, वह भी हमारी तरह इसी मिट्टी में खेलकर बड़े हुए हैं। शायद हमसे अधिक दु:ख उन्होंने झेले हों, पर फिर भी उसमे कुदरत का इशारा पहचान गए हों। इसी की वेदना इसका उदहारण ही तो है। रामकृष्ण परमहंस के कंठ से जो सुर निकले और शूल घुस गई, उसे सुन हमारे मन में आनंद का भाव प्रकट होने के साथ-साथ उनकी वेदना देखकर क्या मन काँपा नहीं? पर फिर भी उनके होंठों पर बिलकुल बच्चे सा स्मित है। तीव्र पीड़ा के बावजूद वह हँसकर कहते हैं—

ए सब ख्यापा मेयेर खेला

(यह सब खेल तो उस पार खेल रही लड़की का है)

यह जगत् जैसे खेल का मैदान ही तो है। सामनेवाले दल का साथी ज्यादा जोर लगाता है, क्योंकि वह हमें आजमाना चाहता है। कृष्ण ने अर्जुन से यह कह कर हमारी बड़ी समस्या को सुलझा दिया है, कहते हैं—

अमृतं चैव मृत्युश्च सत असत च अहम् अर्जुन।

हम जगत् को हमेशा दो दलों में देखने के आदी हैं। पर दोनों दलों को प्रेरित करनेवाला, मार्ग दिखानेवाला और मार-पीट कर एक-दूसरे के साथ खेल खिलानेवाला तो एक ही है। सत् मैं हूँ, असत् भी मैं ही हूँ, ऐसा कौन

कह सकता है? जो स्वयं सत् और असत् से परे हो और हमें भी सत और असत से परे ले जाना चाहता हो। जीवन का कुरुक्षेत्र छोड़कर कोई अगर किसी कोने में छिप जाना चाहे, तब भी वह आपको नहीं छोड़ेगा। आपकी छाती पर घाव के गहरे निशान बनाकर वह आपका सम्मान करेगा और शायद संग्राम में आखिरी शय्या के समय वह मृत्यु से अमृत का वरदान भी दे जाए। □

## 29

# नाव का लंगर तोड़

जब भी मैं नाव को नदी में उतारता हूँ। नाव का लंगर तोड़कर ही सफर करने निकल पड़ता हूँ। भविष्य की फिक्र मुझे नहीं होती। भविष्य में क्या होनेवाला है, यह कोई नहीं जानता, तो फिर आगे क्या होनेवाला है यह सोचकर समय बरबाद करना मुझे मंजूर नहीं। ऐसे विचारों से अपने हृदय को कमजोर करने की मूर्खता मैं नहीं कर सकता। कुछ बुरा ही होनेवाला है, ऐसा कैसे सोचा जा सकता है? तूफान शायद न भी आए, पर उससे बचते रहने की बजाय उसका सामना करना ज्यादा अच्छा नहीं होगा? बचने की कोशिश करनेवाला कितनी देर बच सकता है? जंगल में भटकती बकरी कितनी देर बच सकती है?

बचकर भाग निकलने की तरकीबें सोचने के बजाय तूफानों का सामना करना मुझे अधिक पसंद है, क्योंकि लड़ने के लिए ज्यादा सोचना नहीं पड़ता। बस कमर कसकर खड़े हो जाइए। हिम्मत अपने आप आ जाती है। आँखों में अनोखा तेज आ जाएगा, सीना चौड़ा हो जाएगा, भुजाएँ फड़कने लगती हैं और चेहरा? पहाड़ हूँ, अरे ऐसे तो कितने ही तूफान मुझसे टकराकर चूर-चूर हो गए हैं। हृदय से समंदर हिलोरे लेकर, गरजकर ललकारेगा—अरे यह तो आदमी का दिल है, जिंदादिल आदमी का दिल। आगे बढ़ो, एक धक्का और दो।

बचकर भाग निकलने की या संघर्ष करने की स्थिति में से मैं हमेशा

संघर्ष की स्थिति को ही पसंद करूँगा। क्योंकि वही स्वस्थता की निशानी है। यह तन और मन दोनों के लिए पोषक है। क्या कोई फार्मेसी ऐसा टॉनिक, ऐसा बल पैदा कर सकती है? ठीक उससे विपरीत स्थिति होती है कायरता की। उसका विचार करने से आपकी नींद हराम हो जाती है और फिर आदत पड़ जाती है आपत्तियों की राह देखने की। भूख-प्यास उठ जाती है। निर्हेतुक, नीरस, ध्येय-विहीन जिंदगी फिर एक आम आदत बनती जाती है और तब वह विनाश की ओर चलने लगती है। आपके शब्द यहाँ-वहाँ निरर्थक बिखरते रहते हैं। समय खराब है, भाई! सँभलकर चलें, जमाने का कोई भरोसा नहीं।

यह सब दूध के जले जो छाछ भी फूँक-फूँककर पी रहे हैं, जिन्हें किसी से कोई मुहब्बत नहीं है, किसी पर विश्वास नहीं है, किसी के साथ कोई मेल नहीं है और वह कहते फिरते हैं, जमाने से चेतकर चलिए, मूर्ख मत बनिए, पहाड़ों से टकराने से पहले अपनी अल्पता को देख लीजिए, उसी के बाद कोई कदम उठाइए। मित्र दुश्मन बन रहे हैं, कीचड़ फेंक रहे हैं। दुनिया की यही रीति है, भाई! भला हो, क्योंकि आफत खड़ी है।

मैं ऐसे विचार करनेवालों से कहता हूँ कि आप पैरों में बेड़ियाँ पहनकर, हाथ जोड़कर, घर के एक कोने में बैठे रहिए।

मैं अपने आस-पास खुद मौत को गले लगाते लोगों को देखता हूँ तो दुःख और गुस्से से मेरा मन भर जाता है। दुःख इसलिए, क्योंकि मौत की बीमारी यह लोग फैला रहे हैं, उसी में वे खुद बरबाद होनेवाले हैं। भविष्य की पीढ़ी का इन्हें कोई खयाल नहीं होता।

दुःख और क्रोध से क्या लाभ होगा? यह दोनों चीजें वैसे देखा जाए तो बिलकुल निरर्थक हैं, क्योंकि इससे परिस्थितियाँ नहीं बदलतीं। दुःख अपने आपमें दुःखकर है। उसे मूलतः नष्ट करने का संकल्प करना चाहिए। जिस जगह दुःख नजर आए, वहीं कुछ ऐसा कर दिखाएँ कि मुरझाया मन भी खिलखिला उठे। क्रोध अगर अपनी जड़ता भरी कायरता को भस्म कर दे तो यह क्रोधाग्नि सार्थक हुई समझो। केवल क्रोध करना निरी मूर्खता है। रोमन सम्राट् मार्क्स ऑरेलियस कहते हैं—क्रोध एक रसायन है, पर अगर इसका सेवन आत्मा की उन्नति के लिए किया जाए तो एक चतुर वैद्य के द्वारा दी गई अद्‌भुत औषधि के समान कार्य करता है।

मैं एक बार अमेरिका में एक बड़े योगी के यहाँ गया था। प्रार्थना शुरू

होनेवाली थी, मैं बाहर खड़ा था, प्रार्थना शुरू हुई। कुछ देर तक केवल सुर गूँज रहे थे, फिर उसके शब्द जैसे वशीकरण का काम करने लगे। मेरी आँखें अपने आप बंद हो गईं। पूरा वातावरण जैसे श्रद्धा से भर गया। प्रार्थना के शब्द जैसे विश्व वाङ्मय में से चुने हुए फूल थे। महान्, अर्थसूचक शब्द थे। स्वामीजी स्वयं गा रहे थे।

हे प्रभु! अंतर्यामी! हमें निषेध से बचाइए, दुःख से नहीं। हमें अगति से बचाइए, असफलताओं से नहीं। हमें अशुभ से बचाइए, अपकीर्ति से नहीं। हे दयानिधान! हमें ऐसी सद्बुद्धि दीजिए, जिससे हम 'न' का सदैव बहिष्कार करें, क्योंकि 'न' के मूल में असुर बैठा है, जो हमें सत्य से हमेशा दूर रखता है।

यह प्रार्थना मैं हमेशा गाता हूँ। हर वक्त निषेध से बचना। निषेध हमेशा आपके मार्ग में एक गहरी खाई खोद देता है, और कहता है, रुक जाओ! इससे आगे अब कोई मार्ग नहीं है। अगर आगे बढ़े तो खाई में जा गिरोगे। बस हो चुका, गति रुकी तो समझो सबकुछ रुक गया। तन अटका, मन अटका और भाग्य भी अटका।

मुझे एक बार मेरे शिक्षक ने कहा था कि गांधीजी हमेशा अपने साथ एक डायरी रखा करते थे। जिंदगी को नकारती हुई नकारात्मक प्रवृत्तियाँ कहीं बढ़ तो नहीं रहीं? इस पर उन्होंने कड़ा पहरा लगा रखा था कि नकारात्मक प्रवृत्तियों को जीवन में शामिल ही न होने दिया जाए। इसी तरह के चिंतन और उस पर अमल के कारण उनका नाम महापुरुषों में शामिल हो गया। वह मानव संस्कृति के महान् स्तंभ हैं। मानव समाज में फिर से विश्वास के पौधे को उन्होंने सींचकर मजबूत बनाया। निषेध का अस्वीकार कर उन्होंने अपने अंदर जबरदस्त आत्मनिर्भरता जाग्रत् कर ली थी। इसी कारण उनके कट्टर विरोधी भी उनके सामने आदर से नतमस्तक हो जाते थे।

भूतकाल ऐसा दीप है, जिसमे से तेल अब खत्म हो चुका है। अब उसका फिर से रोशन हो पाना असंभव है। काल की इससे भी खूबसूरत उपमा पेट्रार्क ने दी है। पेट्रार्क की नायिका कहती है, बीता हुआ दिन निर्जल नदी के समान होता है। यह नदी अपना सारा पानी समंदर में बहा चुकी है, अब वह उसे वापस नहीं ला सकती। इसलिए बीते हुए कल का मोह छोड़ दो। सामने देखो, एक नया दिन और आनेवाला है, उसका स्वागत करो। अगर

वह दिन आपके अनुकूल बन गया तो दुनिया में दुर्लभ से दुर्लभ वस्तु आपकी हो जाएगी।

दो सीमाएँ हैं, दो किनारे हैं। दोनों के बीच बड़ा अंतर पड़ा है। एक है अतीत, एक है भविष्य। इन दोनों के बीच पुल बनाने का काम बड़ा ही सुंदर है। आकाश और समंदर के बीच धरती के रूप में सेतु का निर्माण प्रकृति को भी श्रेयस्कर लगा है। इस सेतु को मैं वर्तमान कहता हूँ। उपमा देनी हो तो जरूर उसे धरती कहा जा सकता है। धरती हमारा सर्वस्व है। यही हमारा वर्तमान, यही चरम सत्य है। यहाँ केवल स्वप्नों का भ्रम नहीं होता, आज की चेतना भरी हुई है। सूर्योदय जैसी हकीकत है। इसी को अपनी कर्मभूमि बना लें। जीवन का सोना इसी खान में से खोद निकालो। मन के मोती यहीं से पा लो, क्योंकि वह इस कर्मभूमि के बिना अन्यत्र कही नहीं मिलनेवाले। यह आज फिर आपके भाग्य में से हमेशा के लिए मिट जाएगा। तो उठो, कमर कस लो और इस आज का दोहन कर लो।

□

# 30

# खेल बनाया खासा

## (भगिनी निवेदिता के लेख पर से)

एक खेल का कितना महत्त्व होता है इसका विचार एक क्षण के लिए भी हममें से कितने लोगों ने किया होगा? और अगर यह विचार आ जाए तो इस विश्व को परमात्मा की लीला मानने के पीछे हमारे पूर्वजों का ही गंभीर चिंतन रहा होगा, यह बात समझते देर नहीं लगेगी।

आपने पशुओं या बच्चों को खेलते देखा होगा, उसमें ऐसा तो क्या होता है जो हमें इतना आकर्षित करता है? हमारे बूढ़े हो चुके हृदय को भी वह कितनी गहन और आनंदमय सृष्टि में खींच ले जाता है? राह चलते हमें पक्षी, बिल्ली या बकरी के बच्चे, या नन्हे बालक नजर आते हैं। उनकी किसी भी हेतु के बिना, किसी लक्ष्य के बिना क्रीड़ाएँ चलती रहती हैं। खुद की परवाह किए बगैर वे यहाँ से वहाँ दौड़ते रहते हैं। जिसके बारे मे कुछ नहीं जानते, उसमें भी डूबे रहते हैं और जब हम उन्हें देखते हैं तब उनके चेहरों पर दिखाई देनेवाला अवर्णनीय आनंद हमारे दिल को छू जाता है। उनकी यह अलौकिक बेफिक्री, खिलखिलाहटें उस पल हमारी हो जाती हैं। उनके इस आनंद केंद्र में जैसे हमें कोई जबरदस्ती ले जाता है। हम अपनी सारी थकान भूल जाते हैं। एक क्षण के लिए हमारा मन भी बालक बनकर खेलने लगता है।

खेल की विशेषताएँ किसमें होती हैं? शोपनहोर ने कहा है—अपनी इच्छाशक्ति को खुला छोड़ देने में, निस्स्वार्थ संपूर्ण स्वतंत्रता में। परंतु खेल

केवल निस्स्वार्थ हो, इतना ही पर्याप्त नहीं होता। वह आनंददायक भी होना चाहिए। खेल का अंतरतम तत्त्व आनंद ही तो है। खेल खेलते बच्चों की खिलखिलाहट के पीछे कोई उद्देश्य, कोई विशिष्ट हेतु नहीं होता। इसी को जिसे हम जगत् कहते हैं, हमारे तत्त्वज्ञ परमात्मा के स्वप्न के सबसे करीब मानते हैं।

खेल को इस आध्यात्मिक अर्थ में व्यक्तिगत आत्मा की अभिव्यक्ति की तरह निहारती दृष्टि यह भारतीय मानस की खास लाक्षणिकता है। उसकी कविताओं में इसका गान हुआ है, उनके नाटकों में यह तत्त्व सदा दरशाया गया है, और हर मर्म पर इसकी विजयपताका फहर रही है। यह दृष्टि उनके लिए सारे प्राणिजगत् के रहस्य खोल देती है, और सबसे अधिक उनके गृहजीवन को मधुरता और आनंद से भर देती है। परिवार में कहीं कोई फरियाद होती है या मन खेद से भर जाता है, उसके पीछे भारतीय माता और बालक दोनों प्रेम की भूख का चीत्कार सुनते हैं। दूसरे लोग जहाँ हठ या परेशानियाँ देखते हैं उसे वे खेल या शरारतें समझ जाते हैं।

जीवन को गंभीरता से न लेने की यह वृत्ति कुछ गंभीर प्रकृति के लोगों के अनुशासन के आड़े आती हुई लगती है। पर खेल शिक्षा का माध्यम भी है। माता के हाथ में मचलता बालक भी इसी तरह सीखता है। जरा याद कीजिए, फिर कहीं सीखने को न मिले, ऐसे कितने ही पाठ हम बचपन में खेल के दौरान सीख चुके थे? इसके रहस्यों को तो बस माँ ही जानती है।

पर इसी खेल को जरा ऊँची कक्षा में देखें तो, समाज में व्यवस्थित रूप में खेले जानेवाले क्रिकेट, फुटबॉल, टेनिस, बैडमिंटन जैसे खेलों में अनुशासन के कौन से तत्त्व नजर आते हैं?

इन खेलों में सामूहिक परिणाम लाने के लिए हरेक की शक्ति कार्यरत रहती है। एक व्यक्ति खेलता है, पर केवल स्वयं के लिए नहीं, अपने दल के लिए। इसी मुद्दे पर जरा गौर करें तो एक व्यक्ति सब के लिए खेलता है। क्योंकि किसी एक तरफ भी अगर वह सबको अभिभूत करता हुआ अपना जौहर बार-बार दिखाने लगे तो खेल का मजा जाता रहता है। आनंद समाप्त हो जाता है। किसी भी खेल में निपुणता पाना यह अच्छी बात है, यह निपुणता उसका गुण बन जाती है। यह निपुणता किसी व्यक्ति के सामने नहीं, पर गुणवत्ता के मायनों पर होती है। एक अच्छे खेल में परस्पर सहकार,

सहायता, मानसिक तत्परता और दूसरों के प्रति आदर, इन सभी गुणों की जरूरत पड़ती है। किसी स्वार्थी महत्त्वाकांक्षा के आधार पर खेल नहीं चलता।

किसी व्यक्ति को या समुदाय को खेलता देखने पर लगे कि यह कोई पवित्र स्थान है। हो सकता है कि खेल के विषय में हम जानकारी न रखते हों, पर खेल के अपने कुछ नियम होते हैं। इन नियमों में सबसे बड़ा नियम है समानता। पिता के सामने यदि पुत्र खेल रहा हो, राजा के सामने प्रजाजन खेल रहा हो, पर जब तक खेल चलता है, दोनों का दर्जा उनके खेलने की निपुणता से सुनिश्चित किया जाता है। खेल का वक्त खत्म होने तक जगत् के सारे भेद मिट जाते हैं। खिलाड़ियों के लिए एक ही नियम रहता है, निर्भीकता और अपनी निर्बंध कुशलता से सभी के लाभ को ध्यान में रखते हुए खेलना।

खेल के मैदान का एक और नियम होता है—अंदाज और आनंद। यहाँ कुछ गाँठ बाँधने नहीं आए। और कुछ नहीं तो कम-से-कम जिंदादिली से विजय तथा पराजय को समान मानना चाहिए। यहाँ जो खिलाड़ी जीतने पर झूमता है और हारने पर कड़वा मुँह बनाता है, उसे कापुरुष का खिताब मिलता है। खेल को कभी गंभीरता से नहीं लेना चाहिए। खिलाड़ी में तो अनासक्ति होनी चाहिए। खिलाड़ी को एक उदात्त भावना के तहत बड़ा लाभ छोड़ देने हेतु सदैव तत्पर रहना चाहिए और उसके बदले उसके चेहरे पर, उसके हाव-भाव में भी व्यक्तिगत विजय की कोई रेखा भी न आने पाए, यह आवश्यक है।

खेल के मैदान में जो आदर्श आवश्यक हैं, वही जीवन में भी आवश्यक हैं। श्रेष्ठ जीवन का हर जगह यही मुद्रा लेख होता है। लाभ नहीं पर आत्मगौरव। मनुष्य के जीवन में धन, मान, सामाजिक प्रतिष्ठा या सहानुभूति इतनी महत्त्वपूर्ण नहीं होती, जितना कि आत्मगौरव। उसका प्राणप्रण से जतन करना चाहिए। प्रार्थना के क्षण में पूजा के दीप की तरह जो प्रज्वलित हो उठे। प्रभु की मूर्ति पर इसकी आभा दिखाई दे तो वह हमारे और प्रभु के बीच का रहस्यमय संबंध बन जाएगा।

खेल के मैदान का आदर्श है एक वीर पुरुष, एक क्षत्रिय। मैदान के प्राण को जो समझ सके तो वही सच्चा जीवन जी सकता है। उसी को खानदानी कहा जा सकता है। उसी में असली हिम्मत है, स्वार्थ रहित स्वतंत्रता

है। जिसके आत्मगौरव के आग्रह के पीछे स्वार्थी वृत्ति नहीं होती, ऐसे वीर वृद्धावस्था आने पर जीवन भर खेल के साधन या शस्त्र भीष्म की तरह छोड़कर पूरे आनंद से शरशय्या पर सो जाते हैं, न उन्हें कोई शिकायत होती है, न ही कोई भय। थक जाने पर जिस प्रकार बालक सो जाता है, उसी तरह ऐसे लोग मृत्यु को भी गले लगाते हैं।

□

## 31

# आत्मज्ञान

## (जेम्स डर्बी के लेख का अनुवाद)

जो मनुष्य अपने आप को बचाकर चलता है, वह सच्चा आनंद नहीं प्राप्त कर पाता। अपने मन के संकीर्ण पात्र में वह जगत् का प्रतिबिंब देखने का प्रयास करता है, पर इससे जगत् का वास्तविक विशाल दर्शन उसे नहीं हो पाता। किसी धन्य क्षण पर उसका क्षुद्र अस्तित्व टूटकर बिखर जाए तो? उसके मन की कल्पना में बसी छवि अगर मिट जाए तो? जापान की झेन भिक्षुणी चियोनो का अनुभव हर एक को अपना सा लगने लगेगा।

भिक्षुणी चियोनो ने एन्गाकू के बुक्को के पास वर्षों तक ध्यान का अभ्यास किया, पर परिणाम नहीं मिला। एक चाँदनी रात में वह बाँस की चिप से बँधे हुए पात्र में पानी भरकर जा रही थी, अचानक बाँस की चिप टूट गई। पात्र नीचे गिर पड़ा और पानी फैल गया। उसी क्षण चियोनो के मन में जैसे बिजली कौंधी। आत्मज्ञान के प्रकाश की चकाचौंध पाकर वह क्षण मात्र में जैसे मुक्त हो गई। इस प्रसंग को उसने काव्यात्मक ढंग से कहा है—

*इस तरह और उस तरह मैं पुराने पात्र को सँभालती*
*पर बाँस की चिप तो थी पुरानी, थी टूटनी*
*पात्र गिर पड़ा नीचे, बिखरा सारा पानी*
*अब न पात्र में पानी था, न ही प्रतिबिंबित चंद्र चाँदनी।*

□

32

# अस्तित्ववाद की हथौड़ी

## (जेम्स डर्बी के लेख का अनुवाद)

मेरा मित्र अपने काम से संतुष्ट नहीं है। उसकी पत्नी अकेलेपन से ऊब चुकी है, उसे अपना अनादर होता महसूस होता है। उनकी संतानें दु:खी हैं। यह कोई एकाध उदाहरण नहीं है। यह परिवार आज के समाज जीवन का प्रतिबिंब और प्रतिनिधि है। जीवन में नीरसता और केवल निराशा व्याप्त हो, ऐसे मनुष्यों की यहाँ कोई कमी नहीं है। कुछ लोग विचित्र प्रकार के विच्छेद एवं अकेलेपन के शिकंजे में फँसकर गम में डूबे हुए हैं।

आज खासतौर से शहरों में, अधिकांश लोग मुक्त नहीं हैं। जीवन की अति सामान्य उबाऊ परिपाटी के सामने उनका मन कई बार बगावत करने पर उतारू हो जाता है। उनके अंतर्मन से जीवन के अर्थ के लिए गहरी चीखें उठती रहती हैं, किंतु अधिकांश लोग इन चीखों को भी अनसुना कर देते हैं।

ऐसी परिस्थितियों में जीवन को किस तरह देखा जाए? अस्तित्ववाद इसका रास्ता दिखाता है। आज के मानव की आवश्यकताओं और आकांक्षाओं को अभिव्यक्त करनेवाले जीवन-दर्शन की तरह अस्तित्ववाद स्वीकार किया गया है। हमारे युग की एक जीवंत और सबल तत्त्वदृष्टि इससे पैदा होती है।

क्या है यह अस्तित्ववाद? इसका उत्तर आसान नहीं है। कुछ लोगों का कहना है कि कोई इसके मूल तत्त्व को समझा ही नहीं है, इसलिए इसकी व्याख्या करना असंभव है। प्रा. कार्ल मिशल्स ने खतरा उठाकर भी अस्तित्ववाद की

व्याख्या देने का प्रयास किया है, वे कहते हैं—अस्तित्ववाद जीवन का एक ऐसा मार्ग है, जिसमे व्यक्ति संपूर्ण गंभीरता से अपने समग्र व्यक्तित्व को समाहित कर लेता है।

डॉ. पॉल जे. टीलिक कहते हैं—अस्तित्ववाद सर्व विचारधारा के एक सामान्य तत्त्व की तरह ही है। अपने अस्तित्व और संघर्ष, इन संघर्षों का मूल और उसे परास्त करने की संभावनाएँ पैदा करने के लिए मनुष्य द्वारा किए जानेवाले प्रयत्न ही अस्तित्ववाद हैं।

सरल भाषा में जीवन के प्रति गंभीरता पैदा करने का नाम अस्तित्ववाद है। जीवन की यातनाएँ, समस्याएँ, अपराध, अर्थहीनता और साथ ही इसके सारे आह्लादक स्वरूप भी ईमानदारी से पहचानकर, अपने अंदर की सारी अच्छाइयाँ या बुराइयाँ, हर एक वास्तविकता के सामने खड़ा होना यही अस्तित्ववाद की माँग है।

आज जब मनुष्य का व्यक्तित्व भीड़ में खोता चला जा रहा है, तब अस्तित्ववाद मनुष्य को एक व्यक्ति की तरह अपने सिर पर जिम्मेदारी उठाने का संदेश दे रहा है। यही आज के जमाने के अत्यंत महत्त्वपूर्ण और जीवंत तत्त्वज्ञान का सार है।

इससे पहले अस्तित्ववाद की आभा बहुत सारे तत्त्वचिंतकों की विचार-शैली में दिखाई दी है। पर आधुनिक अस्तित्ववाद के पिता कहे जा सकते हैं सोरेन कीर्कगार्ड। अकेलेपन में इस डेनिश लेखक ने 1813 से 1855 तक का अपना जीवन गुजारा। उस समय के तत्त्वज्ञान को अपने चिंतन और मनन से ललकारा। आज के तत्त्वज्ञान और धर्मचर्चा के सवालों को सबसे ज्यादा प्रभावी ढंग से समाज के सामने रखा तथा उसके उत्तर भी दिए।

एक अस्तित्ववादी की लाक्षणिकताओं के अनुसार कीर्कगार्ड के लेखों में उन्होंने अपने व्यक्तिगत प्रश्नों को स्पर्श किया है। कीर्कगार्ड के पिता ने अपनी पत्नी के प्रति किसी जिम्मेदारी को नहीं निभाया। निराशा की घड़ी में उसने ईश्वर का भी तिरस्कार किया। इसका कीर्कगार्ड पर बहुत गहरा असर पड़ा। इसी कारण अपराध, पाप, ग्लानि जैसे विषयों में उनका मन डूबने लगा। उसे हर पल ऐसा लगने लगा कि उसके परिवार पर किसी शाप का काला साया मँडरा रहा है।

कीर्कगार्ड रेजिना ओल्सेन के प्यार में आकंठ डूबे हुए थे, परंतु सदा गमगीन और निराशावादी विचारों के कारण कहीं अपने साथ-साथ रेजिना का जीवन

भी बरबाद न हो जाए, इस डर से उन्होंने वह नाता तोड़ दिया। रेजिना के वियोग में उन्हें लिखने की प्रेरणा हुई। उसकी स्मृति और स्नेह कीर्कगार्ड के हृदय में आखरी पल तक बने रहे। रेजिना ने कुछ वर्षों के बाद किसी दूसरे से शादी कर ली, पर कीर्कगार्ड ने मृत्यु के समय अपनी सारी कृतियाँ अपने मृत्युपत्र में उसके नाम कर दीं। कीर्कगार्ड के लेखों में एक प्रकार से खुद का ही विश्लेषण है। अपनी अंतरात्मा में गहरे झाँककर जो मनोवैज्ञानिक दृष्टि उसने पाई है, वह आज भी आश्चर्य पैदा करती है। सत्य को उसने किसी विचारशैली के साँचे में ढला हुआ नहीं, बल्कि व्यक्तिगत जीवन के तानेबाने में बुना पाया। हर तरह के साँचे में ढली विचारशैलियों को कीर्कगार्ड ने ललकारा था। खासतौर से हेगल की विचारशैली को। कीर्कगार्ड ने घोषणा की थी कि सत्य व्यक्तिनिष्ठ होता है। व्यक्तिगत जीवन के संयोगों के अनुसंधान में ही सत्य को सार्थ या परिपूर्ण माना जा सकता है।

कीर्कगार्ड की मनोवैज्ञानिक दृष्टि मनुष्य की कलात्मक, नैतिक और आध्यात्मिक भूमिकाओं का पृथक्करण आश्चर्यजनक ढंग से करती है। भय, चिंता और निराशा के अवगाहन को समझाने के लिए आज के चिंतकों को एक दीर्घदृष्टि प्रदान की है, जिसके लिए वे उनके हमेशा ऋणी रहेंगे।

कीर्कगार्ड की किताबों में आज भी उसकी जीवंत वाणी सुनाई देती है और ईसाई तत्त्वचिंतकों पर उसका गहरा असर दिखाई देता है। बींसवी शताब्दी में एक अस्तित्ववादी धर्मविचार का प्रसार होता गया, इनमें रूडोल्फ बल्टमान, पॉल टिलिक, निकोलस बर्डयाव और यहूदी द्रष्टा मार्टिन ब्यूबर का समावेश होता है। इन सभी के विचार परस्पर भिन्नता लिए हुए होने के बावजूद सभी की मुख्यधारा अस्तित्ववाद ही है।

ईसाई धर्म के इन चिंतकों के घोर विरोधी, नास्तिक अस्तित्ववादी थे हैडेगर, कामू और सार्त्र। इन सब में पॉल सार्त्र सर्वश्रेष्ठ प्रतिनिधि कहे जा सकते हैं। सार्त्र के तत्त्व का हथौड़ा पीटते रहने के बावजूद उनका व्यक्तित्व बड़ा ही रंगीन है। पेरिस की नाइट लाइफ में सुपरिचित सार्त्र रूढ़िभंजक अस्तित्ववादियों के लिए परीक्षा समान बन गए हैं।

दूसरे विश्वयुद्ध के समय फ्रांस की गुप्त राजनीतिक गतिविधियों में सार्त्र की महत्त्वपूर्ण भूमिका रही है। उनके कई लेखों में प्रतिकार की लड़ाई के दौरान मिले अनुभवों का ब्योरा है। आज के युग की एक अत्यंत तेजस्वी बुद्धि प्रतिभा

सार्त्र में दिखती है।

सार्त्र ने कई नाटक, उपन्यास, निबंध और तात्त्विक कृतियों का सर्जन किया है। सार्त्र के बहुचर्चित लेखों में से ही अस्तित्ववाद की थोड़ी-बहुत जानकारी कुछ लोगों ने पाई है, यह दुर्भाग्य है। सार्त्र की अति अश्लीलता और खुली नास्तिकता के कारण ज्यादातर लोग उनसे दूर भागते हैं।

सार्त्र का कहना है। एक सुग्रथित नास्तिक दृष्टिबिंदु के संपूर्ण आकलन का आलेख ही अस्तित्ववाद है।

पर फिर भी सार्त्र के लेखों में दैनंदिन जीवन को सामने से ललकारने का गंभीर एवं गौरवपूर्ण संदेश ही मिलता है। उनकी पुस्तक 'एक्जिस्टेंशियलिज्म ऐंड ह्यूमन इमोशंस' में उनके मुख्य सिद्धांतों का वर्णन है। सार्त्र सर्वप्रथम कहते हैं, ईश्वर की मृत्यु हो गई है, ईश्वर के खत्म हो जाने के बाद मानव अकेला रह गया है, इसीलिए अब उसे खुद ही अपने मूल्य और भाग्य का निर्माण करना होगा। मनुष्य अपने आप को सँवारे, निखारे, इसके सिवा और कोई मार्ग नहीं है।

सार्त्र कहते हैं, मनुष्य स्वभाव जैसा कुछ नहीं होता। किसी व्यक्ति की ठोस परिस्थितियों के द्वारा हम उसे देखने की शुरुआत कर सकते हैं, मनुष्य स्वभाव के किसी पूर्वग्रह से तैयार की गई परिकल्पना के अनुसार नहीं, जिसमें मनुष्य उसके अनुरूप हो जाए, ऐसी कल्पना से नहीं। मनुष्य अपने आप को परिस्थितियों के अनुरूप ढालता है। वह प्रारंभ से ही तैयार माल नहीं होता। इसलिए किसी भी तरह का सर्वदेशीय सिद्धांत मनुष्य के लिए लागू नहीं किया जा सकता।

अपने नैतिक जीवन के लिए मनुष्य खुद जिम्मेदार है। उसके पास ईश्वर से प्राप्त कोई नीति-नियम नहीं होते। पर इस कारण से वह नीति के मूल्यों से मुक्त नहीं हो जाता। उसे अपने मूल्य खुद बनाने चाहिए और उसी प्रकार से जीना चाहिए। सार्त्र का दावा है, हर मनुष्य की यह जिम्मेदारी है कि वह अपने आप से यह प्रश्न करे, क्या मैं इस लायक हूँ कि मेरे कार्यों द्वारा मनुष्य जाति मार्गदर्शन प्राप्त कर सके, ऐसा व्यवहार करने का अधिकार प्राप्त हो?

वे आगे कहते हैं, मनुष्य अपने कार्यों के लिए खुद तो जिम्मेदार है ही, पर साथ साथ अपने जातिबंधुओं के कार्यों के लिए भी उसकी सीधी जिम्मेदारी बनती है। अंत में सार्त्र कहते हैं, मनुष्य को यह अभिशाप है कि वह स्वतंत्र बने। इसका अर्थ यह नहीं है कि सार्त्र स्वतंत्रता में कुछ दोष देखते हैं, वे तो मुक्ति

के महागायक हैं। पर स्वतंत्रता यानी मनुष्य के समग्र अस्तित्व की इतनी बड़ी जिम्मेदारी! ऐसी तीव्र भावना से उन्होंने ऐसा शब्द प्रयोग किया है। जीवन की झाँकी देखते हुए वे कहते हैं, मैं अपने कंधों पर विश्व का बोझ ढो रहा हूँ। कोई वस्तु या व्यक्ति इस बोझ को कम नहीं कर सकता।

इस तरह कीर्कगार्ड के धार्मिक अस्तित्ववाद और सार्त्र के नास्तिक अस्तित्ववाद के बीच की भिन्नताएँ स्पष्ट होती हैं। कहते हैं कि कीर्कगार्ड के सख्त धार्मिक नीति मूल्यों के कारण बहुत से लोग नास्तिकता की ओर धकेले गए हैं तो सार्त्र की अकेलेपन से भरी उजाड़ नास्तिकता के कारण बहुत से लोग धर्म की ओर धकेले गए हैं।

अस्तित्ववाद में बहुत से दोष और कमियाँ होने के बावजूद वह जीवन की कुछ गहरी वास्तविकताओं से युक्त है। पहली बात यह है कि अस्तित्ववाद मूल्यों की खोज है। क्योंकि हर व्यक्ति जीवन में कुछ उद्देश्य चाहता है। दूसरा कि अस्तित्ववाद जीवन के समक्ष खड़ा रहना सिखाता है। भय, मृत्यु, व्यक्तित्व का नाश, मनुष्य का मनुष्य से विच्छेद और अलगाव तथा ईश्वर के अभाव जैसे अति गंभीर विषयों का चिंतन करता है। सुखस्वप्नों में रहते सुखी लोगों की सुखी बातों की इच्छा ही काम्यवस्तु है, ऐसी मान्यताएँ जहाँ प्रवर्तमान हों, वहाँ ऐसे प्रश्नों का सामना करना कठिन है।

अस्तित्ववादी इसके उत्तर में कहते हैं—जिस जीवन की हम बात करते हैं उसके काले पहलुओं को हमने खड़ा नहीं किया है, हम तो जो देखते हैं उसी का ब्योरा देते हैं। प्रश्नों के उत्तर खोजने के लिए ही उसका सामना करने को कहते हैं।

इसके उपरांत, अस्तित्ववाद धार्मिक मनुष्य को अपने आप के साथ और ईश्वर के साथ ईमानदारी बरतने के लिए कहता है। हर मनुष्य को अपने अधिकृत अस्तित्व को ही जीना चाहिए। मनुष्य की सीमितता, शून्यता आदि इस तरह के वर्गीकरण से सामान्य मनुष्य ऊब जाता है, पर यह सब बातें तो जीवन के साथ संकलित ही हैं।

अस्तित्ववाद मनुष्य के उपरी आवरण को भेदकर उसके अंतर्गर्भ को खुला करता है और कुछ पाने की चेष्टा में सिर फोड़ने की इच्छा के स्थान पर कुछ नवसर्जन करने की प्रेरणा देता है।

□

# 33

# तेजोमय कोंपल

लाओ-कुंग चीन का महान् चित्रकार। उसकी तूलिका से निर्जीव फलक भी जैसे सजीव हो जाता था। उसके एक इशारे पर नवोदित कलाकार की सुप्त प्रतिभा भी जाग उठती थी। इसीलिए चीन के कोने-कोने से शिष्य इस महान् चित्रकार के पास कला सीखने के लिए आते थे। लाओ कुंग की तूलिका से केवल चित्र ही सजीव नहीं होते थे, मिट्टी के मानव में भी वह सौंदर्य की ऐसी सूक्ष्म समझ पैदा करते थे कि अंध व्यक्ति के सामने भी रंगरेखाओं से सजी सृष्टि खड़ी हो जाती। अनेक कलाकारों को कला का अमृत पिलाकर उन्होंने सींचा, खिलाया और महकाया। सौ साल की आयु हो जाने पर भी यह कला और मानवता का पुजारी अपने ईश को नहीं भूला था।

एक दिन उसे लगा कि अब उसका अंतकाल निकट आ गया है। इसलिए अपने सभी शिष्यों से आखरी बार मिलने और आशीष देने हेतु उन्होंने सभी शिष्यों को बुलाया। शिष्य हाजिर हुए। उन्होंने देखा कि लाओ-कुंग बिस्तर पर नहीं पड़े थे। अपने चित्रकारी के कक्ष में फलक के सामने बैठे हुए थे। उनमें अब तूलिका उठाने की शक्ति भी नहीं बची थी। शिष्यों ने उन्हें दूसरे कमरे में जाकर विश्राम करने के लिए कहा। कुछ शिष्य उन्हें सहारा देकर उठाकर दूसरे कमरे में ले जाने के लिए भी तैयार थे, लेकिन लाओ-कुंग ने उन्हें ऐसा करने से रोका और कहा, ये रंग, ये तूलिकाएँ, मेरे जिगरी दोस्त हैं, मेरे हमेशा के साथी रहे हैं, अब आखरी वक्त में मैं इनसे अलग कैसे रहूँ?

अब विदा की इस वेला में मैं इनके साथ रहूँ, यह अच्छा नहीं होगा?

गुरु ने प्यार से एक नजर विविध रंग और तूलिकाएँ आदि सामग्री पर फेरी। शिष्यों को जड़ वस्तुओं को भी इतनी आत्मीयता से गले लगाकर विदा लेते महाप्राण के दर्शन हुए। शिष्य अपने गुरु के चरणों पर भक्तिभाव से झुक गए। कुछ शिष्यों की आँखें नम हो गईं। कुछ अपने आँसू रोक ही नहीं पाए, फूट-फूटकर रो पड़े।

लाओ-कुंग ने बड़े आश्चर्य के साथ उन्हें देखा और बोले, 'यह क्या?' प्यारे बच्चो! मैंने तो तुम्हें यहाँ एक महोत्सव मनाने के लिए आमंत्रित किया है और तुम रो रहे हो? जीवन के एक महामूल्य अनुभव में सहभागी बनने के लिए मैंने आज तुम सबको यहाँ बुलाया है और तुम प्रसन्न होने की बजाय रो रहे हैं?'

इतना कहते-कहते लाओ-कुंग का चेहरा प्रसन्नता से भर उठा। शिष्यों ने अपने आँसू पोंछे। एक शिष्य बोला, गुरुदेव, हमारी इस भावनात्मक कमजोरी के लिए हमें क्षमा करें, पर आपके बारे में सोचकर मन भर आता है। आपकी सेवा करने के लिए आपकी पत्नी भी नहीं हैं। वृद्धावस्था में आपकी देखभाल करनेवाला कोई पुत्र नहीं है। जिंदगी भर सुबह से रात तक कष्ट करके आपने यह जिंदगी बिता दी। इसके बदले में आपको क्या मिला? एक फूटी कौड़ी तक नहीं। आपके ही बगल में रहनेवाले सूदखोर व्यापारी को देखिए! हराम के धंधे में हर रोज हजारगुना कमा लेता है। ऐसे काले काम करनेवाले के घर लक्ष्मी की कृपा बनी रही और जिसने सबके जीवन में रंग भरे, उसके पास फूटी कौड़ी तक नहीं? गुरुदेव, आपने अपनी कला दोनों हाथों से लुटा दी, कितने ही लोगों की जिंदगी बदल गई, पर आप किस तरह जी रहे हैं, यह देखने की किसी ने कोशिश तक नहीं की। मेरे मन में यह सवाल उठ रहा है कि भगवान् के घर इतना अन्याय कैसे है? कहाँ गई ईश्वर की करुणा? हम आपके पदचिह्नों पर चलने का प्रयास कर रहे हैं, पर आपके जाने के बाद इस मार्ग पर हमें अकेले ही चलना होगा। तब मुझे एक ही प्रश्न सता रहा है कि क्या यह त्याग योग्य था? ऐसा त्याग हमें अर्थहीन प्रतीत होता है।

यह सुनकर लाओ-कुंग ने जैसे भव्य विजय के बाद कोई विश्वविजेता गौरव से अपना सिर उठाता हो, उस प्रकार अपना सिर उठाया और धीर-गंभीर स्वर में कहा, 'मुझे जो मिला है, उससे मैं फूला नहीं समा रहा हूँ। मेरी

आशा से कई गुना अधिक भगवान् ने मुझे लौटाया है। आपकी बात सच है कि मेरा अपना रिश्तेदार यहाँ कोई नहीं है। मैंने लगभग सौ साल इस धरती पर बिताए हैं। उसमें कई बार मुझे भूखा रहना पड़ा है। मित्रों की ममता न होती तो आश्रयहीन हो जाता। मैं अपने काम को पूरी लग्न से कर सकूँ, इसीलिए मेरे मन में आनेवाले व्यक्तिगत लाभ के विचार मैंने वहीं दबा दिए। चाहता तो मैं भी बगलवाले व्यापारी की तरह धनवान् हो सकता था, परंतु मेरी अंतरात्मा ने कहा, यह काम तेरा नहीं है और मैं अकेले एक पगडंडी पर निकल पड़ा। इस दुनिया की सबसे अनमोल चीज भगवान् ने मुझे सौंप दी। जिसे यह चीज भगवान् ने दे दी, वह इस दुनिया का सबसे बड़ा भाग्यवान मनुष्य है। मेरे बच्चो! मनुष्य को भगवान् से एकमात्र यही दौलत पानी है, यह बात कभी नहीं भूलनी चाहिए।'

लाओ-कुंग का चेहरा दिव्य तेज से चमकने लगा। जैसे तेजोमय किरणों के फव्वारे उसके चेहरे से फूट रहे थे। एक वृद्ध शिष्य निकट आकर भरे गले से बोला, गुरुदेव! बड़ी मुश्किल से अपने होंठों पर शब्द लाते हुए बोले, प्यारे गुरुजी! आप अपनी अंतिम आशीष के रूप में क्या इस संपदा के बारे में हमें कुछ नहीं बताएँगे?

लाओ-कुंग की आँखें चमक उठीं। वे धीरे से खड़े होकर अपने लड़खड़ाते कदमों से अपने सबसे मनपसंद चित्र के पास गए। वह चित्र था एक कोमल कोंपल का। उनकी तूलिका के कमाल से यह पौधा जैसे जीवंत हो उठा था, डोल रहा था। धरती को चीरकर बाहर निकली यह कोंपल गौरव से अपने अस्तित्व को विजयपताका की तरह फहरा रही थी।

यह रहा मेरा उत्तर! लाओ-कुंग ने चित्र अपने हाथ में लेकर कहा। देवों को भी मुझसे ईर्ष्या हो जाए, ऐसा भाग्य मेरे हाथ में भगवान् ने दिया है, क्योंकि मेरे इन हाथों से मैंने अनंत काल के आँचल को स्पर्श किया है। लाओ-कुंग ने अपने उन्हीं हाथों से शिष्यों को आशीष दिए और अनंत की यात्रा पर चल दिए। पर उनके चेहरे पर उस भीने-भीने मंद डोलते कोंपल की तरह मधुर स्मित अब भी वैसा ही था।

□

# 34

# खुदाई रोशनी

*यक जमाने दर हुजूरे अवलिया*
*बेहतर अज सद साला ताअत बे-रिया*

(औलिया के साथ गुजारा एक पल सौ साल की बंदगी से बेहतर है।)

□

वृद्ध संत इब्राहिम-बिन-अहमद को मक्का की यात्रा करते चौदह साल लग गए। हर कदम पर वह एक खास प्रकार की नमाज पढ़ते जा रहे थे। आखिर वह काबा के पास आ पहुँचे, पर यह क्या? काबा ही गायब? उन्होंने बार-बार अपनी आँखे मलीं। इधर-उधर देखा। नहीं, आँखें तो बराबर ही थीं, सिर्फ काबा ही नहीं दिखाई दे रहा था। इब्राहिम-बिन अहमद के दु:ख का पारावार न रहा। इतने सालों की मेहनत पर पानी फिर गया था। उन्होंने आर्त स्वर से खुदा को पुकारा। इतने में उन्हें खुदा की रहस्यमय आवाज सुनाई दी, इब्राहिम! तुम्हारी आँखों को कुछ नहीं हुआ है। काबा इस वक्त एक बूढ़ी औरत का स्वागत करने गए हैं, इसलिए वे तुम्हें नहीं दिखाई दे रहे।

जिसके स्वागत के लिए काबा खुद चलकर जाए, ऐसी महाभाग्यशाली औरत कौन हो सकती है? इब्राहिम खुदा को पूछने ही वाले थे, इतने में उन्होंने लकड़ी के सहारे चलती हुई एक वृद्धा को देखा। वह थी संत राबिया। राबिया को प्यार से डाँटते हुए इब्राहिम ने पूछा, 'अरे राबिया! खुदा के दरबार में तुमने यह क्या तूफान मचा दिया?'

राबिया ने जवाब में कहा, 'तूफान मैंने नहीं, तुमने मचाया है। काबा की यात्रा करते चौदह साल लग गए? ऐसा तुम क्या कर रहे थे?'

इब्राहिम ने कहा, 'मैं तो हर कदम पर नमाज पढ़ रहा था।'

राबिया ने दोनों की यात्रा के अंतर को समझाते हुए कहा, 'तुम नमाज पढ़ते हुए रास्ता काट रहे थे, मैंने बदहवास होकर केवल खुदा के भरोसे राह काटी।'

इब्राहिम की आँखें खुल गईं। खुद की तपस्या के घमंड का जहाँ परदा पड़ा हो, वहाँ आँखों को काबा नजर आए भी तो कैसे? और जहाँ खुद का अस्तित्व ही मिट गया हो, वहाँ तो काबा खुद प्रकट होंगे ही। इसमें आश्चर्य की क्या बात है?

□

राबिया के घर एक बार दो संत पधारे, दोनों भूखे थे। राबिया के पास दो रोटियाँ थीं। उसने वे रोटियाँ संतों को दे दीं। संत उसे खाना शुरू ही करते उतने में वहाँ एक फकीर आया। राबिया ने दोनों रोटियाँ उठाकर फकीर को दे दीं। संत सोचने लगे कि आज की रात शायद भूखा ही रहना पड़ेगा। इतने में एक दासी रोटियों से भरा थाल लेकर आई। राबिया ने रोटियाँ गिनीं तो वे अठारह थीं। राबिया ने यह कहकर दासी को थाल लौटा दिया, हिसाब में कुछ गड़बड़ है, ये रोटियाँ उसके लिए नहीं हैं, वापस ले जाओ।

थोड़ी देर बाद दासी फिर लौट आई। वह दो रोटियाँ लाना भूल गई थी। राबिया ने गिनकर देखा, अबकी बार बराबर बीस रोटियाँ थीं। राबिया ने दोनों संतों को खाना परोस दिया। दोनों संत बड़े ही आश्चर्यचकित हुए। उन्होंने राबिया से पूछा। आपने कहा, हिसाब में गड़बड़ है, इसका रहस्य क्या है?

राबिया बोली, 'आप दोनों आए तो मुझे लगा कि आप भूखे हैं, पर दो रोटियाँ आपके लिए अपर्याप्त थीं, इसलिए मैंने उठाकर फकीर को दे दीं। खुदा ने कुरान में कहा है कि मैं एक के बदले में दस देता हूँ। फकीर को मैंने दो रोटियाँ खैरात में दे दीं, जिसके बदले में पहले केवल अठारह रोटियाँ ही आईं। हिसाब मिल नहीं रहा था। बाद में बीस रोटियाँ आईं। जो मैंने रख लीं।

□

एक आदमी के सिर पर पट्टी बँधी हुई थी। राबिया ने कारण पूछा तो उसने कहा कि सिरदर्द हो रहा है। राबिया ने पूछा, क्या उम्र होगी तुम्हारी?

उसने कहा, तीस साल।

इन तीस सालों में तुम बीमार रहे या स्वस्थ?

स्वस्थ।

राबिया बोली। इतने दिन तुम स्वस्थ रहे, तब खुदा का शुक्र मनाने के लिए तो कभी पट्टी नहीं बाँधी, एक दिन की बीमारी में शिकायत की पट्टी बाँध दी?

□

मलिक-बिन-दीनार नामक संत एक बार राबिया से मिलने गए। उन्होंने देखा तो राबिया के पास एक टूटी-फूटी मटकी रखी हुई थी। उसी में से वह वजू करती और उसी से पानी भी पीती। एक पुरानी चटाई पर वह बैठी थी और सिरहाने के लिए एक ईंट रखी हुई थी।

संत ने कहा, 'मेरे बहुत से अमीर मित्र हैं, चाहो तो उनसे तुम्हारे लिए कुछ माँग लूँ।'

राबिया ने कहा, 'क्या मुझे, तुम्हें या अमीरों को देनेवाला एक ही नहीं है।'

संत ने कहा, 'एक ही है'—

राबिया बोली, 'तो क्या वह हमें भूल गया है, और केवल अमीरों को ही याद रखता है? वह सब जानता है। उसे याद दिलाने की क्या जरूरत? मुझे इस हाल में रहना पसंद है, क्योंकि उसे यह पसंद है।'

□

राबिया का अंतकाल नजदीक था, तब उसके पास आए हुए बड़े संत और शेखों से वह बोली, 'तुम सब बाहर जाओ और यह जगह फरिश्तों के लिए खाली कर दो।' सब लोगों के बाहर जाते ही राबिया ने दरवाजा बंद कर लिया। लोगों ने बाहर आवाज सुनी। राबिया ने एक आयत पढ़ी और कहा, 'ऐ रूहे मुत्मर्हन! (संतुष्ट आत्मा ) अब तू अपने खुदा की ओर चल' और फिर बड़ी देर तक बिलकुल खामोशी छाई रही। लोगों ने अंदर जाकर देखा तो राबिया अल्लाह को प्यारी हो गई थी।

इस घटना के समय जो संत हाजिर थे, उन्होंने कहा, 'राबिया दुनिया में आई पर उसने कभी किसी तरह अपने प्रीतम की, खुदा की कभी अवज्ञा नहीं की। कभी खुदा से यह नहीं कहा कि हे खुदा! मुझे ऐसे हालात में रखो या न

रखो। कभी किसी चीज की कोई माँग नहीं की। जब उसने मालिक से कुछ नहीं माँगा तो वह बंदों के पास क्या माँगती? आज वह इस फानी दुनिया को छोड़कर चली गई। खुदा उस पर मेहर करे।'

□

राबिया की मृत्यु के बाद किसी ने उसे सपने में देखा तो पूछा, मुन्कर और नकीर (मुन्कर और नकीर उन फरिश्तों के नाम हैं, जो कब्र में मुरदों की पूछताछ करते हैं) के साथ कैसी रही?'

राबिया ने कहा, 'जब ये दोनों फरिश्ते मेरे पास आए और पूछने लगे कि तेरा मालिक कौन है?' तब मैंने उन्हें कहा, 'वापस चले जाओ और उससे कहो जब वह इतना व्यस्त होने पर भी एक नादान औरत को नहीं भूला तो वह कैसे उसे भुला सकती है, जिसका उसके सिवाय इस दुनिया में कोई भी नहीं है। तो फिर उससे पूछो कि तुम फरिश्तों के द्वारा ऐसे सवाल क्यों कर रहे हो?'

□

## 35

# हाथ में लोहा, दिल में मोम

कई बार शब्दों की चोट तलवार की धार से गहरी होती है। दिल छलनी हो जाता है। मोह की अँधेरी रात में शब्द बिजली बनकर ऐसे चमकते हैं कि मनुष्य के जीवन की दिशा ही बदल जाती है। तुलसीदास को ऐसे ही शब्दों ने नई राह दिखाई। बिल्वमंगल को नई दृष्टि दी। सूफी संत अबू हफस हदाद को भी अंध आसक्ति से मुक्त कर प्रभुप्रेम की राह दिखाई।

अबू हफस हदाद एक दासी के प्रेम में पागल थे, पर दासी हमेशा उनकी अवहेलना करती। आखिर उसे वश में करने के लिए हदाद एक मैली विद्या के जानकार के पास पहुँचे। उसने पूछा, क्या आप बंदगी करते हो? हदाद ने कहा, हाँ। जहाँ बंदगी होती हो वहाँ मैली विद्या किस तरह काम आएगी? उस मांत्रिक ने कहा, चालीस दिन तक बंदगी बंद कर सको तो मैं अपनी विद्या आजमा के देखूँगा। हदाद राजी हो गए।

चालीस दिन के बाद उस मांत्रिक के पास फिर पहुँचे। मांत्रिक ने कई मंत्र पढ़े, पर कोई असर नहीं हो सका। उसने पूछा, इन चालीस दिन में आपने ऐसा क्या किया है, जो मेरे मंत्र काम नहीं कर रहे? बंदगी के सिवा ऐसी कौन सी साधना की है?

संत हदाद ने कहा, नहीं। न बंदगी की न ही कोई साधना। मैंने तो बस रास्ता चलते रास्ते में पड़े पत्थर हटाए हैं, ताकि रास्ता चलनेवाले राहगीरों को ठोकर न लगे।

मांत्रिक बोल उठा, अफसोस कि तुम ऐसे खुदा को भूल गए, जिसने चालीस दिन तक तुम्हारी नाफरमानी नहीं देखी और एक मामूली काम को कुबूल किया। तुम्हारे इस एक नेक काम के कारण मेरी विद्या असर नहीं कर रही।

इस एक वाक्य से हदाद ऐसे घायल हुए कि उनकी आसक्ति चूर-चूर हो गई और खुदा के प्रेम का झरना बह निकला।

□

हदाद माने लोहार। अबू हफस लोहार थे, इसलिए अबू हफस हदाद कहलाए। पर उनके इस लुहारी के धंधे में भी उनकी एक अनोखी आदत थी। वह रोज एक दीनार कमाते और शाम ढले वह दीनार किसी गरीब, वृद्ध या अपंग के घर कोई देख न ले, इस तरह फेंक आते। शाम की नमाज पढ़कर वह भिखारी का वेश पहनकर भीख माँगने निकल पड़ते। जो कुछ मिले, उससे पेट भर लेते, और साथ-साथ देख आते कि कल किस घर में दीनार फेंकना है।

समय बीतते लुहारी का धंधा छोड़ दिया, पर गरीबों के प्रति हमदर्दी कम न हुई। वह मक्का हज करने गए थे। गरीबों को देखकर वे बड़े द्रवित हुए, पर क्या करते? उनके पास तो फूटी कौड़ी नहीं थी। पर खुदा का प्यारा खुदा पर भी नाराज हो सकता है, उन्होंने नाराज होकर एक पत्थर उठा लिया और बोले, आज अगर तुमने कुछ नहीं दिया तो काबा के सारे चिराग फोड़ डालूँगा। इतने में कोई पैसे भरी थैली दे गया और संत ने उन्हें गरीबों में बाँट दिया, तभी उनके हृदय को शांति मिली।

हजयात्रा पूर्ण करके वह बगदाद गए तो संत जुनैद ने पूछा, मेरे लिए क्या लाए हो? हदाद ने कहा, तुम्हारे लिए यह भेंट लाया हूँ कि जो कोई अगर तेरी भूल दिखाए तो तू उसे माफ कर देना और अपने समझने में कुछ भूल होगी, ऐसा सोचना। तेरा स्वभाव आदि यह मान्य न करे तो उसे कहना कि अपने भाई की गलती को माफ नहीं करेगा तो मैं तेरा साथ छोड़ दूँगा और तेरे स्वभाव में माफी की मुहर लगा दूँगा।

जुनैद ने नम्रता से कहा, यह दर्जा तो अल्लाह ने आपको ही बख्शा है।

□

एक बार हदाद ने जुनैद से पूछा, तेरी दृष्टि में मर्दानगी क्या है?

जुनैद ने कहा, कुछ भला काम किया हो, उसे जाहिर न करना और यह काम मैंने किया है, ऐसा न मानना यही सच्ची मर्दानगी है।

जुनैद की बात से सहमत होते हुए हदाद ने आगे कहा, मेरे लिए तो मर्दानगी वह है जहाँ आदमी खुद तो इनसाफ करे, पर दूसरे से इनसाफ की आशा भी न रखे।

□

अबू हफस में जहाँ लौहपुरुष सी दृढ़ता थी, वहीं उनका दिल बड़ा ही नाजुक, एकदम मोम के जैसा कोमल था। संकल्प की दृढ़ता और हृदय की कोमलता दोनों साथ चलते थे।

संत हदाद से किसी ने पूछा, आप खुदा की तरफ क्यों चले?

उन्होंने जवाब दिया, कोई कंगाल आदमी धनवान के पास क्यों जाता है? और यह तो ऐसा धनवानों का धनवान है, जिसके पास किसी चीज की कोई कमी नहीं है। जरूरत है उसके पास शुद्धि की माँग रखने की। समाज का भला हो जाए, ऐसी माँग रखने की।

तुलसीदास के शब्दों में—

*ऐसा को उदार जग माहीं?*
*बिन हेतु जो द्रवे दीन पर राम सरिस कोऊ नाहीं।*

संत हदाद ने भी ऐसी ही गुरु चाभी दी है, 'खुदा के दरवाजे की राह पकड़ लो, सारे दरवाजे अपने आप ही खुलते चले जाएँगे।'

□

# 36

# खुदा की बीमारी

मुहम्मद पैगंबर बंदगी कर रहे थे, उसी समय उन्हें एक खुदाई आवाज सुनाई दी। ऐ महम्मद! आठ दिन हुए, मैं बीमार पड़ा हूँ। तुम मेरा हालचाल पूछने तक नहीं आए?

मुहम्मद विचार करने लगे। पूछने लगे, या मालिक! मौत-ओ-हयात जिसके हाथ में है वह बीमार? मैं कुछ समझा नहीं।

खुदाई आवाज ने कहा, मेरा भक्त बलाल बीमार है। तुमने उसकी खबर नहीं पूछी।

बलाल मुहम्मद का घास काटनेवाला एक मामूली नौकर था। मुहम्मद तुरंत उसकी खोज में निकल पड़े। देखा, तो एक खँडहर बनी घुड़शाला में बलाल चित पड़ा हुआ था। आस-पास भयंकर गंदगी और देह में उतनी ही भयंकर पीड़ा। पर बलाल बेसुध सा पड़ा हुआ था। उसके होंठों पर बस अल्लाह का नाम था। मुहम्मद ने बलाल को गले लगा लिया। खुदाई आवाज के बारे में उसे बताया। बलाल ने मुहम्मद से तीन बार अल्लाह का नाम लेने के लिए कहा। मुहम्मद ने तीन बार जोर से अल्लाह को पुकारा। बलाल थोड़ा सा उठा। उसकी आँखों में आँसू थे। मन-ही-मन बोला, मेरे रहमदिल अल्लाह को देने के लिए मेरे पास इस नाचीज जिंदगी के अलावा है ही क्या? और मुहम्मद के पैरों के पास उसकी देह निष्प्राण हो गिर पड़ी।

□

# 37

# मैं और तू

यहूदी तत्त्वचिंतक मार्टिन ब्यूबर ने मानव संबंधों का बहुत अच्छी तरह से विश्लेषण किया है। उनके पुस्तक आई एंड दाऊ में उन्होंने कहा है—

संबधों की दुनिया तीन क्षेत्रों में व्यक्त होती हैं—

1. प्रकृति के साथ हमारा जीवन : यहाँ संबंध जैसे अंधकार में स्पंदित होते है। यहाँ अभी भाषा की शुरुआत नहीं हुई है।

प्राणी हमारे सामने से गुजरते हैं, पर वह हमारे निकट नहीं आ सकते। हम उन्हें जिस तरह से संबोधित करते हैं, भाषा की सीमा पर वह अटक जाते हैं।

2. मनुष्यों के साथ हमारा जीवन। यहाँ संबंध व्यक्त होते हैं। यहाँ भाषा के द्वारा हम एक-दूसरे को संबोधित कर आदान-प्रदान कर सकते हैं।

3. आत्मप्रदेश के सत्त्व के साथ जीवन। यहाँ संबंध व्यवधान के बादलों से घिरा हुआ होता है। पर वह स्वयं ही प्रकट होता है। वहाँ भी भाषा का अभाव होता है, पर वह भाषा का निर्माण करता है। हम किसी संबोधन को नहीं सुनते, पर उत्तर अवश्य देते हैं, अपने सर्जन के द्वारा, अपने विचारों से या अपने व्यवहार से। अपने मुख से हम संबोधन नहीं कर पाते, पर अपने अस्तित्व से उन्हें प्रत्युत्तर देते हैं।

पर जो भाषा से परे हो, उसे हम 'मैं और तू' इन मूल शब्द जगत् में किस तरह समाविष्ट करें?

हर क्षेत्र में हमारे सामने जो कुछ प्रकट होता है, उसके द्वारा हम एक सनातन 'तू' की तार को देखते हैं। हर एक में उसका स्पर्श पाते हैं, हरेक बार 'तू' को संबोधन करते हुए हम हर क्षेत्र की लाक्षणिकता के 'तू' का संबोधन करते हैं। (*आय एंड दाऊ-मार्टिन ब्यूबर, हिब्रू में से अनुवाद। वॉल्टर कोफमान,* पृ. 57)

मनुष्य को हम प्रकृति का सबसे उत्तम सर्जन मानते हैं, परंतु उसे मध्यम दर्जा देना अधिक उचित होगा। मनुष्य के नीचे जड़ पदार्थ, वनस्पति और प्राणिजगत् है, तो ऊपर जिसने स्थूलता के सारे आवरण उतार फेंके हैं, वैसे दैवी सत्त्वों का जगत् है। और इन सबसे परे अत्यंत स्थूल और जड़ जगत् से लेकर ब्रह्मलोक तक एक परम चैतन्य का दर्शन व्याप्त है। प्रत्येक मनुष्य का मनुष्यत्व एक जैसा नहीं होता। जिसमें स्थूलता के अंश अधिक हों, उसकी दृष्टि पटल के आवरण उतने ही अधिक होते हैं। भेदभाव करना, विरोध करना, संघर्ष करना यही उसकी प्रकृति होगी, परंतु जैसे-जैसे वह अपने दृष्टिपटल के एक-एक आवरण खोलता चला जाएगा, वैसे-वैसे उसके संबंधों की दुनिया अधिक संवादी और सुंदर होती चली जाएगी। हमारे सामने जब भी कोई पदार्थ, प्राणी या मनुष्य आता है, उसके बाहरी आवरण को भेद कर उसमे बसे सनातन 'तू' को अगर हम पा सकें तो भाषाहीन बद्धता और भाषामय विसंवाद को भेदकर भाषातीत मुक्ति के प्रदेश में हम प्रवेश कर सकते हैं। यही शुद्ध जीवन का और इसीलिए आनंद का प्रदेश है। मार्टिन ब्यूबर के इस जीवन-दर्शन की तुलना गीता के त्रिगुणात्मक प्रकृति और निस्त्रैगुण्य अवस्था के दर्शन के साथ की जा सकती है। सत्त्वस्थ की ऊर्ध्व गति, राजस की मध्य स्थिति और तामस की अधोगति हम अपनी दृष्टि के अनुसार जीवन में अनुभव कर सकते हैं। सर्वभूतेषु येनैकम् वह एक सनातन 'तू' जो सर्व में बसता है, उसे हम देख नहीं पाते और इसीलिए जीवन अँधेरी खाई जैसा बन जाता है।

इस सनातन 'तू' को किस तरह देखा जाए? हमारे अंदर बसे हुए 'मैं' का अनुसंधान किए बिना यह संभव नहीं। हमें अगर अपना सामान्य 'मैं' का पता लग जाए तो हम उस सनातन 'मैं' को जान पाएँगे। सामान्यत: यह 'मैं' शरीर और मन की मर्यादाओं में बद्ध होता है। शरीर अपनी भूख प्यास से इस

'मैं' को अपनी ओर खींचता है, मन अपने माने हुए सुख में 'मैं' को कैद करता है। मनुष्य इन दोनों के वश में होने के कारण हमारे सामने कोई भी व्यक्ति या कोई वस्तु आती है, तब हम उसे अपने उपयोग की नजर से ही देखते हैं। दूसरी वस्तु या व्यक्ति का अस्तित्व तब गौण हो जाता है। मनुष्य जीवन की सबसे बड़ी करुणता यही है कि अधिकांशतः उसके संबंधों में स्वार्थी वृत्तियाँ काम करती हैं। जीवित व्यक्ति का भी हम जड़ वस्तु की तरह उपयोग करना चाहते हैं। मार्टिन ब्यूबर इसे आई एंड दाऊ की जगह आई एंड इट संबंध कहते हैं। इट इस वस्तुगत संबोधन में जीवन का अस्तित्व नहीं होता, इसलिए यहाँ जीवन का सम्मान भी नहीं होता।

> उपर्युक्त पुस्तक में ही एक जगह मार्टिन ब्यूबर ने कहा है, हमारे हिस्से में यह ऊर्ध्वगामी विषाद आया है कि यहाँ हर 'तू' को वह बन जाना पड़ता है। सीधे संबंधों में व्यक्तिगत 'तू' चाहे कितना भी शुद्ध क्यों न हो, पर जब यह संबंध समाप्त होते हैं या किसी साधन द्वारा ओतप्रोत होते हैं, उस समय 'तू' एक वस्तु बन जाता है। शायद सर्वोत्तम, पर एक माप और मर्यादाशील वस्तु।
>
> किसी भी कार्य के साक्षात्कार में साक्षात्कार का अभाव अंतनिर्हित होता है। सचमुच का ध्यान दीर्घकाल तक नहीं टिकता। कुछ ही क्षणों के पूर्व कुदरती स्वरूप विनिमय के रहस्य के रूप में जो मेरे समक्ष आया था, वही वर्णन, विवेचन और विश्लेषण कर सकने लायक बन जाता है। प्रेम भी सीधे संबंधों में जीवित नहीं रह पाता, वह मात्र प्रकट रूप में टिका होता है। थोड़े समय पहले जो व्यक्ति बेजोड़ या गुण अवगुणों से परे था, सुलभ नहीं हाजिर था, अनुभूतिगम्य नहीं, पर स्पर्शजन्य था, वही वापस स्त्री या पुरुष, गुण या अवगुणों का समूह, या किसी एक आकार की इकाई बन जाता है। अब मैं उसके बालों का रंग, उसकी भाव-भंगिमा, उसकी मधुरता सभी का अहसास कर सकता हूँ। पर जब तक मैं यह सब कर सकता हूँ तब तक वह

व्यक्ति मेरे लिए 'तू' नहीं है, न हो सकता है।

इस जगत् में 'तू' अपने स्वभाव के कारण वस्तु बन जाता है या कम-से-कम बार बार वस्तु रूप में परिवर्तित हो जाता है। वस्तु की दृष्टि से देखा जाए तो प्रत्येक वस्तु वस्तु बन जाने से पहले या उसके बाद किसी व्यक्ति को अपने 'तू' की तरह भी दिख सकता है। पर वस्तुओं की यह वास्तविकता जीवन के किसी एक ही पहलु को स्पर्श करती है।

वस्तुगत 'वह' यह प्यूपा की तरह है तो व्यक्तिगत 'तू' है तितली। फर्क इतना है कि यहाँ यह सारी अवस्थाएँ इतने स्पष्ट रूप से नहीं बदलतीं। कई बार तो यह एक के बाद एक ऐसे प्रसंगों में उलझी होती है कि त्रासदायक द्वंद्व लगे।

*(एजन पृ. 68-69)*

सीधे शब्दों में कहा जाए तो मनुष्य जब दूसरे मनुष्य के अस्तित्व का स्वीकार करने लगता है, तभी वह अपने स्वार्थी आवरण में से बाहर निकलता है। यही है उसके चेतना की जागृति की निशानी। दूसरे का स्वीकार, सत्कार और आदर करते हुए वह खुद भी विशालता प्राप्त करता है। 'मै' और 'तू' के इस संबंध को कबीर ने अपनी एक साखी में इस तरह व्यक्त किया है—

*तू तू करता तू भया, मुझमें रही न हूँ।*
*वारी तेरे नाम पर, जित देखऊँ तित तू॥*

मात्र व्यक्ति के लिए नहीं पर वस्तुओं के प्रति भी अगर ऐसी दृष्टि विकसित हो जाए तो जड़ता की राह पर चैतन्य का निवास मिलेगा। विश्व के मर्मज्ञों के पास ऐसी दृष्टि होती है जो सारे विश्व की पूँजी होती है। किसी धन्य क्षण पर लगता है कि जैसे सारा बोझ हलका हो गया है, हमारे पैर धरती पर नहीं पड़ रहे। धरती से आसमान तक आनंद-ही-आनंद छा जाता है और हम मानो उसी में पिघल जाते हैं। ब्यूबर कहते हैं, यह सच है कि यह स्थिति अधिक देर तक नहीं ठहरती, पर इसके लिए ये दरवाजे सदैव खुले होते हैं। बार-बार मुक्ति के प्रदेश में हमें ले जाने के लिए कितने देवदूत काम कर रहे होते हैं! अचानक हवा में गूँजती कोई गीत पंक्ति, रास्ता चलते डाली पर

झूलता हुआ कोई फूल या पेड़ों परसे गिरता कोई पीला पत्ता, किसी बालक की मासूम, बड़ी-बड़ी आँखें, कौन जाने कब, कौन हमें अपनी ही कैद से मुक्ति दिला दे। जरा नजर उठाकर देखें तो दिशाएँ उजली होती नजर आएँगी। घोर विषाद में भी कोई उजाला चमकते मोती सा नजर आएगा। एक सूफी संत ने कहा है।

*नूर उसका*
*जुहूर उसका*
*फिर न देखें तो कुसूर किसका?*

यह परम तत्त्व का प्रकाश चारों तरफ बिखरा है, जर्रा-जर्रा इससे प्रकाशित हो रहा है, पर अगर हमने ही अपनी आँखें बंद कर ली हैं तो कसूर किसका है? जब प्रकाश की एक किरण भी मिलती है तो वह चैतन्य को जड़ नहीं बनाती, पर जड़ में से चैतन्य के जैसे फव्वारे छूटने लगते हैं। अपना अस्तित्व फिर महाअस्तित्व में विलीन होने लगता है। फिर कर्म रहता है कर्म का बोझ नहीं, संघर्ष रहता है पर संताप नहीं, युद्ध रहता है पर युद्ध का ज्वर नहीं। एक महासमुद्र की ऊँची उठती, गिरती लहरों के बीच धीर-गंभीर शांति के साथ संबंध स्थापित होने लगता है। अपने मन के अनंत कोलाहलों के बीच अगर ये मन की शांति के साथ संवाद होने लगे तो मनके तूफान में भी लंगर मिल जाता है। यह संवाद अभी और इसी क्षण से शुरू करना है। आई एंड दाऊ की प्रस्तावना में वॉल्टर कोफमान ने हिल्लेल की एक काव्यपंक्ति कही है, जिसमे मूलभूत प्रश्न और उसका जवाब दोनों शामिल हैं—

*मेरी ही खातिर रहूँ जो मैं*
*तो क्या रहा मैं?*
*और नहीं यदि अब इस पल भी*
*तो कब?*

□

# 38

# शिक्षा और प्रचार

## (ओब्रे होड्स की पुस्तक एनकाउंटर विथ मार्टिन ब्यूबर में से)

प्रेम यानी जिसके प्रति प्रेम है, उसके प्रति संपूर्ण जिम्मेदारी।

*—मार्टिन ब्यूबर*

ब्यूबर ने एक बार कहा था—

असली खींचातानी पूर्व और पश्चिम में नहीं या साम्यवाद या पूँजीवाद के बीच भी नहीं है बल्कि शिक्षा और उसके प्रचार के बीच है। शिक्षा का अर्थ है, लोगों को आस-पास की वास्तविकता देखना सिखाना, उन्हें स्वयं इसकी सूझ-बूझ प्राप्त करने देना। प्रचार इससे बिलकुल विरुद्ध है। वह लोगों को कहता है, आपको इस तरह विचार करना चाहिए जैसा हम कहते हैं।

शिक्षा लोगों को एक ऊँचा स्तर देती है। वह उनके हृदय के दरवाजे खोलती है, उनके मानस का विकास करती है, जिससे वह खुद सत्य को खोज सके और उसे अपना सके। दूसरी तरफ, प्रचार उनके हृदय के दरवाजे बंद कर देता है, मन को कुंठित कर देता है। यह सत्य है या नहीं यह प्रश्न खुद को पूछे बिना जड़ सिद्धांतों को स्वीकार करने को बाध्य करता है।

मुश्किल यह है कि यह किन्ही दो विचारधाराओं के बीच का संघर्ष नहीं है अपितु गति का संघर्ष है। प्रचार की गति उत्तेजक होती है, उसकी एक अस्वस्थता होती है। यह टेलीविजन और रेडियो की गति है। यह अखबार की सुर्खियों की गति है, रास्ते में चिल्ला-चिल्लाकर अखबार बेचनेवालों की गति है। शिक्षा तो धीमी

गति से चलती है। उसकी गति शिक्षकों की अपने विद्यार्थियों से बातचीत करने की गति है। अपने कक्ष में एकांत में पढ़ते हुए मनुष्य की गति है। उसे अगर एकदम गतिशील बना दिया जाए तो वह शिक्षा नहीं रहेगी।

तो फिर? मैंने पूछा। आखिर क्या प्रचार का ही विजय होता है? तेज गति क्या धीमी गति को हमेशा परास्त कर देती है? नहीं! उन्होंने जवाब दिया। कुछ लोगों के हिसाब से संदेश व्यवहार के क्षेत्र की तरह गति के क्षेत्र में भी तेज गति ही प्रगति है। पर इतिहास इस तरह नहीं रचा जाता। जगत् को बदलनेवाले और उसे निर्माण करनेवाले तत्त्व तो सतह के भीतर गहरे छुपे हुए होते हैं। इसलिए उनकी गति धीमी होती है। असली इतिहास यही धीमी गति का इतिहास है। प्रश्न यह है कि क्या लोग इतनी मात्रा में सुज्ञ हैं कि जो इस उत्तेजक दाहकता के पीछे की भ्रामकता पहचान सकें? उसके प्रलोभन को रोक इस धीमी गति के सत्य के साथ एकनिष्ठ रह सकें?

□

1972 के दिसंबर के महीने में करीब 25 शिक्षक-शिक्षिकाओं का एक समूह ब्यूबर के घर पर विचार-विमर्श के लिए एकत्रित हुआ था। तब उन्होंने कहा था कि सबसे महत्त्वपूर्ण बात यह है कि विद्यार्थी स्वयं ही सोचने लगे, अपने सामने आई हर परिस्थिति का अपनी सूझ-बूझ से सामना करे, ऐसा होना चाहिए। शिक्षा का यही कार्य है। विद्यार्थी को सच्ची स्वतंत्रता के लिए तैयार करना। उदाहरण के लिए, सौ वर्ष पूर्व थौरो ने सिविल डिस-ओबिडियंस (सविनय कानून भंग) नामक निबंध में गुलामी के विरुद्ध लड़ने को ललकारा था। उस वक्त की परिस्थिति देखते हुए उन्हें यही करना योग्य लगा और उन्होंने किया। आपातकाल के दौरान जब ऐसी पुकार हो तो उसे प्रत्युत्तर देने का एक यह मार्ग है।

नागरिकों के विद्रोह के द्वारा?

मैं विद्रोह शब्द पसंद नहीं करता। मैं उसके लिए सविनय कानून भंग शब्द का उपयोग करता हूँ। आज हम जिस स्थिति में हैं—उदाहरण के तौर पर अणुबम और उसके अनुसंधान में जो भी हो रहा हो उसमें कुछ मात्रा में सविनय कानून भंग जरूरी हो जाता है। मैंने एक बार कहा था कि सारी बातें केवल राजनीतिज्ञों पर नहीं छोड़नी चाहिए।

□

# 39

# बाल शेम की कथाएँ

## (मार्टिन ब्युबर की संपादित टेल्स ऑफ हसिदिज्म में से अनुवाद)

### सहकार

एक बार बाल शेम प्रार्थनाघर में खड़े-खड़े प्रार्थना करने लगे। उनके शिष्य यह देखकर उनके साथ प्रार्थना करने में जुट गए, पर बाल शेम की प्रार्थना बहुत देर तक चलती रही। शिष्य थक गए किंतु बाल शेम ने उनकी ओर ध्यान दिए बिना अपनी प्रार्थना जारी रखी। शिष्यों ने बहुत देर तक इंतजार किया, फिर अपने अपने घर चले गए। कुछ घंटों के बाद सारे शिष्य अपने कामकाज निपटाकर वापस आए तो देखा कि बाल शेम की प्रार्थना अभी तक पूरी नहीं हुई थी।

आखिर जब प्रार्थना समाप्त हुई तो बाल शेम ने शिष्यों से कहा। आप सब मुझे वियोग की व्यथा देकर, अकेला छोड़कर चले गए। एक रूपक सुनिए, 'सर्दियों के मौसम में गरम देशों की ओर उठ जाते यायावर पक्षियों की बात आप सभी जानते हैं। एक बार ऐसे ही पक्षियों का एक समूह एक देश पर से गुजर रहा था। उन पक्षियों में एक पक्षी अत्यंत सुंदर था। उसके रंग-बिरंगे पंखों की छटा देखकर सब लोग हैरान थे। लोगों ने इससे पहले इतना सुंदर पक्षी कभी नहीं देखा था। एक ऊँचे पेड़ पर घनी डालियों के बीच उसने अपना घोंसला बनाया। वहाँ के राजा को इस बात का पता चलते ही उसने

आज्ञा दी। पक्षी को उसके घोंसले के सहित हाजिर किया जाए। उस घोंसले तक पहुँचने के लिए उन्होंने एक-दूसरे के कंधों पर चढ़कर एक मानव पिरामिड बनाया। वे उस घोंसले तक पहुँच पाते, उसके पहले ही सबसे नीचे खड़े लोगों का धैर्य जवाब दे गया और वे अपनी जगह से हट गए। उनके हटते ही मानव पिरामिड टूटकर बिखर गया और इस तरह वह सबसे सुंदर पक्षी को पाने से वंचित रह गए।

## बासी रुपया

बाल शेम अपने घर में बासी रुपए नहीं रखते थे। घर में जो भी पैसा आए, रात होने के पहले लुटा देते। कभी प्रवास से लौटते तो सबसे पहले अपनी अनुपस्थिति में हुआ कर्ज चुकाते, बाकी बचा पैसा गरीबों में बाँट देते।

एक बार वे बहुत से रुपए लेकर घर पहुँचे। सारा उधार चुकता किया और बाकी सारा गरीबों में बाँट दिया। पर इस दौरान उनकी पत्नी ने कुछ रुपए बचाकर रख लिये थे, ताकि बार-बार उधार न माँगना पड़े। उधर बाल शेम शाम को प्रार्थना में बैठे, पर उनका मन प्रार्थना में नहीं लग रहा था। वे घर आए और पत्नी से पूछने लगे, क्या कुछ पैसा घर में रह गया है? पत्नी ने सबकुछ सच बता दिया। बाल शेम तुरंत उन पैसों को गरीबों में बाँट आए। बाल शेम कहते थे, ज्ञान की ऊँची सीढ़ी चढ़ने पर ऐसा लगता है, जैसे मैं एक अक्षर भी नहीं जानता, और अब तक परमात्मा की ओर मैं एक कदम तक नहीं बढ़ा पाया हूँ।

### लिखो मत, सुनो

बाल शेम जो भी उपदेश अपने शिष्यों को देते उसे उनका एक शिष्य चुपके से लिख लेता। एक दिन बाल शेम ने अपने घर में से एक शैतान को गुजरते देखा। उसके हाथ में एक किताब थी। बाल शेम ने पूछा, यह तुम्हारे हाथ में किताब कैसी? शैतान बोला। वही, जिसके सर्जक तुम खुद हो।

बाल शेम समझ गए कि कोई उनके उपदेशों को चुपके से लिख रहा है। उन्होंने सब शिष्यों को बुलाकर पूछा, मेरे वचनों को कौन लिख रहा है? वह शिष्य जिसने चुपके से लिखने का काम किया था, उठ खड़ा हुआ और जो कुछ अपनी किताब में लिखा था, वह बाल शेम को दिखाया। बाल शेम ने

एक-एक पृष्ठ ध्यान से पढ़ा और कहा, इसमें मेरा कहा एक भी वाक्य नहीं है। भगवान् को पाने के लिए मैंने जो भी कहा, तूने एक शब्द भी नहीं सुना, इसलिए तुम्हारे मन पर शैतान ने कब्जा कर लिया और फिर तेरे कानों ने वही सुना जो मैंने कहा नहीं।

## सहज गान

बाल शेम के घर एक गँवार आदमी बहुत सालों से नियमित प्रार्थना के लिए आता था। उसका इकलौता पुत्र बिलकुल मंदबुद्धि का था। पवित्र शब्दों के अर्थ क्या वह तो अक्षरों के आकार तक नहीं पहचान सकता था। बिलकुल ही अँगूठाछाप था। वह गाँव का आदमी बाल शेम के यहाँ प्रार्थना करने के लिए आते समय सोच रहा था, क्या ऐसे मंदबुद्धि पुत्र को वहाँ ले जाना ठीक होगा? क्यों न उसे घर छोड़ दिया जाए? पर तभी उसे याद आया कि अब उसका बेटा तेरह साल का हो गया है। अब उसे भी प्रथा के अनुसार पर्व के दिन उपवास रखना चाहिए। अपनी अनुपस्थिति में उस मंदबुद्धि बेटे ने अगर कुछ खा लिया तो? इस डर से उसने बच्चे को अपने साथ ले जाने का फैसला किया।

बच्चे के पास एक सीटी हमेशा रहती थी। जब वह अपने जानवरों को चराने ले जाता तब वह यह सीटी बजाता था। इस वक्त भी वह सीटी उसके पास थी। बाल शेम के घर प्रार्थना शुरू हो गई थी। बालक शांत बैठा था। अचानक प्रार्थना की एक खास विधि के दौरान बालक ने अपने पिता से पूछा, पिताजी मैं सीटी बजाऊँ? पिता ने घबराकर मना कर दिया। विधि पूर्णता की ओर थी, पर तभी बालक फिर अधीरता से मचलने लगा, बजाने दो न, पिता ने गुस्से से पूछा, कहाँ है सीटी? बालक ने अपनी जेब की ओर इशारा किया। पिता ने इस डर से कि कहीं बालक सचमुच बजाने न लगे, इसलिए उसे अपने हाथ से दबा दिया। बाल शेम प्रार्थना के अंतिम चरण पर थे, तभी पिता का हाथ खिसका कर बच्चे ने सीटी बजाना शुरू कर दिया। सभी घबराकर देखने लगे पर बाल शेम और सरलता से और त्वरा से प्रार्थना में लीन हो गए। बाद में उन्होंने कहा। उस बच्चे ने मेरे लिए प्रार्थना का मार्ग और सरल कर दिया।

□

40

# संघ आ गया

गुजरात में स्वामीनारायण संप्रदाय के स्थापक सहजानंद स्वामी जब भी कथा करते तब हजारों हरिभक्त एकत्रित हो जाते थे। कोई घोड़े पर सवार होकर, कोई बैलगाड़ी में, तो कोई पैदल ही चल निकलता उनकी कथा-श्रवण के लिए। एक बार गढडा नामक गाँव में उनकी कथा होने जा रही थी। साधु-संतों की मंडलियाँ और हरिभक्तों की टोलियाँ दूर-दूर से उनके कथा-श्रवण के लिए उमड़ने लगीं। एक ग्रामीण बालक भी उन्हीं के साथ हो लिया। रास्ते में उसके पैर में बबूल का काँटा चुभकर टूट गया। काँटा किसी भी प्रकार से नहीं निकल रहा था। लड़का दर्द से कराहने लगा, रोने लगा, पर उसके साथ की मंडली तो श्री जी महाराज को मिलने की जल्दी में और कथा सुनने के उत्साह में उस बच्चे को वहीं रोता छोड़ आगे निकल गई। लड़का वहीं बैठकर रो रहा था।

उस रास्ते से अनेक साधु-संत, हरिभक्त आते, उस बच्चे को रोने का कारण पूछते और रवाना हो जाते। कोई सिर पर हाथ फेरता, अरे रे! बहुत दर्द हो रहा है? ऐसी थोड़ी सहानुभूति प्रकट कर दु:ख व्यक्त करते और आगे बढ़ जाते। बड़े-बड़े परमहंस और हरिभक्त इस प्रकार चल दिए। तभी वहाँ से माणावदर के मावाभगत निकले। उन्होंने लड़के को रोने का कारण पूछा। उसकी व्यथा सुनकर उसे अपने कंधों पर उठाकर नाई के पास ले गए। काँटा निकलवाकर, पट्टी बँधवाकर उसे कंधे पर बिठाकर गढडा की ओर चल दिए।

गढडा में तब तक जबरदस्त भीड़ जमा हो गई थी। महाराज हर गाँव के साधुओं से मिलते, हाल-चाल पूछते और आशीर्वाद देते; सब अपना-अपना स्थान ग्रहण कर लेते। मुक्तानंद स्वामी महाराज के पास बैठे हुए थे, बोले, महाराज! संघ आ गया है, अब आप अपनी कथा शुरू करें। महाराज बोले, नहीं, अभी पूरा संघ नहीं आया है। सभी आश्चर्य से देखने लगे। इतने में मावाभगत बच्चे को कंधे पर लादे आते दिखाई दिए। उन्हें देखते ही महाराज बोले, हाँ, अब पूरा संघ आ गया।

मावाभगत को देर क्यों हुई, यह कहने की जरूरत ही नहीं पड़ी। महाराज ने उन्हें गले लगाया, उस लड़के को प्रसाद दिया। जब कथा में बैठे लोगों को इस देरी का कारण मालूम हुआ तो सभी के मस्तक शर्म से झुक गए। मावा भगत सबसे आखिर में पहुँचकर सबसे आगे निकल गए थे।

□

# 41

# सूर्यमुखी के वन की पुकार

## (लौरेन ऐसली के लेखों पर से)

इस जगत् में धर्मचक्र के जो भी प्रवर्तन हुए हैं, उन सबने मनुष्य को एक ही बात समझाने की कोशिश की है कि अपनी प्रकृति मनुष्य खुद बदल सकता है। मनुष्य ने अपने आप पर काबू पाने के लिए सीमाहीन विस्तरण किए हैं। इस आधुनिक युग में विज्ञान ने मनुष्य के सामने बाहर की प्रकृति पर विजय पाने के लिए असीम शक्ति के भंडार खोल दिए हैं। वैज्ञानिकों ने तो अवकाश में भी विजय पताका फहराने का आमंत्रण दिया है, जैसे इस पृथ्वी पर से आकाश में उठना ही सबसे महत्त्वपूर्ण बात है।

अवकाश यात्रा के साथ संलग्न एक टेक्नीशियन ने अभी कुछ दिन पहले ही मुझसे कहा, इस ग्रह पर चले जाने के लिए अगर जरूरत पड़े तो सबकुछ खर्च कर डालना चाहिए।

क्यों? मैंने पूछा। मुझे उड्डयन पर ऐतराज नहीं था, पर उसकी इस व्याकुलता देख मैं चकित हो गया था। 'क्योंकि' उसके मन का संघर्ष मुख पर लाली बनकर छा गया। उसकी आवाज में एक आग्रह था, 'क्योंकि बर्फ''बर्फ वापस आ रहा है। यही कारण है।'

मेरा काम मानव वंश शास्त्री का है और इस हकीकत को मैं बड़ी गंभीरता से स्वीकार करूँगा, ऐसा वह मान रहा था। इस अभिप्राय पर जैसे

अधिकृत मुहर लगानी हो, उस प्रकार जब अवकाश यात्री चाँद पर से लौटे तब न्यूज वीक में ये समाचार छपे थे। एक टेक्नीशियन ने अपने अभिप्राय में कहा था, मनुष्य उसके लिए निर्मित भविष्य के उड्डयन से जिस दिन पीछे हटेगा, उस दिन ग्रह उसका विनाश कर देगा।

मैंने अखबार बंद कर दिया। इस पृथ्वी पर जीवन के प्रति यह अभाव क्यों? मैं सोच में पड़ गया। अपनी पृथ्वी के बारे में इस तरह सोचना मुझे बड़ा अजीब लग रहा था। इतना गुस्सा क्यों उमड़ रहा है मन में? उठनेवाले विचार मनोरोग के लक्षण की तरह क्यों प्रतीत हो रहे हैं? और फिर पृथ्वी पर रहनेवाले अन्य सभी के लिए यह भयसूचक धमकी किसलिए? मनुष्य के हृदय को, जिसे संपूर्णतया वैज्ञानिक नहीं कहा जा सकता, ऐसा कोई आवेग खिंच रहा है।

मनुष्यों की संख्या तेजी से बढ़ रही है, क्या यह उसका डर है? या फिर उसी के द्वारा फैलाए गए प्रदूषण के जाल का डर है? ये मनुष्य कहाँ उड़ जाना चाहता है? मुझे तो ये सूर्य माला उजाड़, ठंडी और बड़े-बड़े गड्ढों से भरी पड़ी प्रतीत होती है। सबसे निकट का शायद बिना ग्रहों के तारा चार प्रकाशवर्ष, मतलब कुछ मानव पीढ़ियाँ जितना दूर है। मैंने फिर न्यूज वीक के पन्ने पलटे। जल और हरी-हरी वनराई से युक्त नीलमणि सी पृथ्वी, अवकाश में से ली गई तसवीरें सभी कुछ इसी पन्ने पर छपे हुए थे, और फिर भी इसी पन्ने पर यह शब्द भी छपे थे कि यह ग्रह उसका विनाश कर देगा।

नहीं, मैं सोच में डूब गया। इस ग्रह ने तो मनुष्य को पाला-पोसा है। सूर्यमुखी के जंगलों में से मार्ग निकालते हुए हमें चालीस लाख वर्ष लग गए, फिर उसके बाद हुए कुछ हजार वर्ष में हम चाँद पर पहुँच गए। और अब ये कहना कि यह ग्रह हमें मार डालेगा गलत होगा। अवकाश यात्रा यह एक बड़ा भारी साहस है, पर आसमान में ऊँचे उठते हुए रॉकेट में मनुष्य के साथ उसका भय और पलायन भी साथ ही सवारी कर रहे होते है। उसने दो तरह की दुनिया में अपने पंख फैलाए हैं। सूँ-सूँ करती हवाओं के बीच झूलते घने बीहड़ जंगलों में से मानसिक विकास के सूर्य से प्रकाशित भूमि में वह आ पहुँचा है और फिर भी भाग रहा है। नहीं, पृथ्वी उसका नाश नहीं करेगी बल्कि मनुष्य ही पृथ्वी का नाश कर देगा, ऐसा डर लग रहा है। जरा गंभीरता से सोचें तो समझ में आता है कि इतना लखलूट खर्च और मेहनत के बाद

एक छोटे से ग्रह की ग्रहमालाओं में केवल दो तिनकों जितना अंतर पार कर सके हैं। आकाश के तारों में जितना अंतर है, दो मनुष्यों के मन के बीच भी ऐसा ही अंतर है, और वहाँ तो इससे भी कम अंतर पार कर पाए हैं हम।

मनुष्य के रूप में जिन प्राणियों ने विकास किया है और इसी विकास क्रम में जो घाव उन्हें लगे हैं, वे अभी तक भरे नहीं हैं। जहाँ ऊँचे विचारों का आविर्भाव होता है, ऐसे मस्तिष्क के केंद्र पर जिसने स्वामित्व प्राप्त किया है, वहीं मनुष्य में बसे आदिमकाल के प्राणिजगत् को वह संपूर्णतया अपने वश में नहीं कर पाया है। शायद इस तरह के अघात पाकर ही मेरा इंजीनियर दोस्त अनजाने में भाग रहा है। हम जानते हैं कि हमारे दिमाग में अभी भी बुद्धि की पकड़ में न आनेवाला ऐसा एक भूत सवार है, जो तरह-तरह की दलीलों से हमें भय के संदेश पहुँचाता रहता है।

धर्मचक्र के समय एशिया में कुछ महान् धर्मों का उद्भव हुआ था। मानव इतिहास में पहली बार मनुष्य ने तात्त्विक विचारों से विश्वव्यापी मूल्यों को चाहा था। साम्राज्यों की सीमाएँ, जाति-पाँति की सीमाओं को तोड़कर मनुष्य मनुष्य के बीच एक संबंधों का एक पुल बनाया था। एक नया नीतिशास्त्र, जो अभी तक पूर्ण नहीं हुआ है, वह जैसे मनुष्य के मन में से बाहर निकलने को मचल रहा था। इस त्यागशील, जागतिक सत्ता के प्रति घृणा रखनेवाले धर्म की ओर लाखों लोग आकर्षित हुए। इस युग में भी मानवजाति का एक बड़ा हिस्सा अभी तक उसमें अपनी आस्था रखे हुए है।

मानवों की संख्या जिस तेजी से बढ़ रही है तथा वातावरण को दूषित करनेवाली यह तकनीकी शक्तियाँ देखकर एक ही जरूरत अधिकाधिक ध्यान में आती है। मनुष्य जिस प्राथमिक जगत् में से बाहर आया है, वहाँ उसे खुद के आत्मरक्षण हेतु भी फिर से जाग्रत् होकर प्रवेश करना होगा। अपने ही दिमाग से सर्जित यह नई दुनिया उसे बहुत दूर ले गई है किंतु वह उसे प्रकृति से दूर नहीं ले जा सकती और मनुष्य प्रकृति से दूर होकर जी भी नहीं पाएगा। धार्मिक चिंतकों के ज्ञान भंडार में से अब उसे एक ऐसा नीतिशास्त्र बना लेना चाहिए, जो मात्र मनुष्यों के लिए नहीं अपितु सारे प्राणिजगत् के कल्याण के लिए काम आए। सूर्यमुखी के वन का विचार उसने केवल शोषण करने के लिए या फिर भाग जाने के लिए किया है। उसमें उसने अपने सांस्कृतिक जगत् के द्वारा फिर से प्रवेश कर लेना चाहिए। मनुष्य को जीवित रहने के

लिए यह करना जरूरी है।

मनुष्य अगर इसमें सफल हुआ तो वह शायद किसी तीसरी दुनिया का निर्माण कर चुका होगा, जिसमें पहले दो तत्त्व जरूर शामिल होंगे। धार्मिक चिंतकों ने जिसका दर्शन किया है, वह जिम्मेदारी की भावना और चारित्र्य की उच्चता को यह समाज अधिक अच्छी तरह संकलित कर पाएगा। धार्मिक चिंतक मनुष्य के नहीं किंतु मनुष्य की आत्मा के सर्जक के रूप में सम्मानित होंगे। उन्होंने अपने आपसे परे उठने की इस मानव महेच्छा को विज्ञान युग के पहले ही व्यक्त कर दिया था। इस समय के भयानक शस्त्रसरंजाम और तकनीकों के बीच भी यह महेच्छा जाग्रत् है।

चीनी, भारतीय, ग्रीक या यहूदी किसी भी धर्मपुरुष की कथा मानव की कथा है। उस मानव की जो अपने आप को प्रज्ञावान करने की प्रक्रिया में से गुजर रहा है। मात्र बाह्य साधनों से नहीं पर इन साधनों को बनाने वाले मन के धीमे विकास द्वारा वह अपनी प्रगति के पथ पर अग्रसर है। मन में मर्म को जानकर वह शायद इन साधनों पर भी अपना हक बना ले। एमर्सन ने एक बार कहा था। आस-पास के भौतिक पदार्थों से अधिक आकाश के सबसे नजदीकी केंद्र से सीधे पृथ्वी तक नीचे उतर जाना चाहिए, अंधकार से भरी, भीनी पृथ्वी में समा जाना चाहिए। नहीं तो सब बेकार है। आज के युग में यह केवल कवियों से अपेक्षित नहीं है, हम सभी से इसकी अपेक्षा है। उसके बिना हमारे बचने की कोई संभावना नहीं है। क्योंकि मनुष्य को खुद ही अपना जादूगर बन अपने घर का रास्ता खोज निकालना होगा।

यह एक भगीरथ कार्य है। मनुष्य के भटके हुए मन में पृथ्वी के प्रति प्रेम लगभग खत्म हो चला था, वह क्षण भर में फिर से जाग्रत् हो जाएगा। जब एपोलो-13 पृथ्वी तरफ तेजी से बढ़ रहा था उस समय लाखों हृदय इस भावना से ओत-प्रोत हो गए थे। एपोलो-13 में सवार सारे अवकाशयात्री वहाँ से सहेजी हुई राख इस पृथ्वी पर बिखेरने हेतु आतुर थे, क्योंकि और कुछ करने की स्थिति में वे नहीं थे। मनुष्य इस पृथ्वी पर पला बढ़ा है, यहीं उसने अपना अस्तित्व पाया है। अवकाशयात्रियों की आपातकाल के समय जो भावना उभरकर आई थी, उसमे एक बेचैन कर देनेवाली आवाज थी, वह थी सूर्यमुखी के वन में से बहती वायु की लहरों की आवाज।

□

# 42

# जीवन–एक अधूरी कड़ी

यह अनुभव आपको भी कई बार हुआ होगा। आप रास्ते पर से गुजर रहे हैं। बगल वाले मकान में रेडियो बज रहा है। आपके कान पर किसी गीत की पंक्तियाँ सुनाई पड़ती हैं। आप आगे जाना चाहते हो, पर जैसे वह गीत आपको रोके रखता है। पर आप रुक नहीं सकते। आगे चलते ही फिर किसी घर में से वही गाना फिर सुनाई देने लगता है। वही अधूरा अंतरा, अधूरी कड़ियाँ फिर जुड़ जातीं है। फिर आप आगे चलते हो तो फिर किसी तीसरे घर में से वही गाना आपका साथ देता है। फिर उस गीत की कुछ पंक्तियाँ आपके मन पर कब्जा कर बैठती हैं। फिर आपको वह गाना सुनने के लिए किसी घर की ओर कान लगाने की जरूरत नहीं रहती। आप अनजाने में उसे गुनगुनाने लगते हैं।

हम ऐसे ही कहीं से किसी अधूरी कड़ी को लेकर इस पृथ्वी पर आए हैं। कहीं कोई सुर अटक गया है और किसी ओर से आगे बढ़ रहा है। उसके बीच का अंतर जोड़ना है और आगे बढ़ना है। कहीं रुकना नहीं है। जीवन एक पल के लिए भी कहीं भी रुकता नहीं है। छूटी कड़ी को मुड़कर उठाया नहीं जा सकता। शैशव की गुलाबी आभा बीत गई, किशोरावस्था की अल्लड़ अवस्था भी बीत गई, अब तो उन काली लहराती जुल्फों में सफेदी भी चमकने लगी है। जीवन कभी पीछे मुड़कर नहीं देख सकता, न अटक सकता है। टूटी कड़ियों को जोड़ने का यह उपाय नहीं है।

पर फिर भी अधूरी कड़ी को छाती से लगाकर कोई चल रहा होगा। मेरे सामने जिस तरह पेड़ के पके फल डालियों को झुका देते हैं, वहीं कुछ कच्चे फल गौरव से सिर उठाए भी होते हैं। जीवन के कच्चे रस को परिपक्व करता प्रकृति का गीत सदैव गूँजता रहता है। मेरी भूमिका इसे लेकर आगे चलने की है। कहाँ तक ले जा सकूँगा, यह मुझे नहीं पता। रस की कितनी और कैसी धाराएँ प्रवाहित कर पाऊँगा, मुझे नहीं पता। लेकिन इस रस को अपने अंदर जरूर प्रवाहित होने दूँगा।

और मेरी अधूरी कड़ी भी कहीं किसी गीत में अपना स्थान पा लेगी, जरूर पा लेगी। क्योंकि सुरों की ये खंडित लहरें अखंड महासागर की लहरों में गर्जन पैदा कर रही हैं। इस महासागर को पूर्ण रूप में देखने की मेरी क्षमता नहीं है, पर मैं उसी की टूटती लहर हूँ। मेरे आगे टूटती और मेरे पीछे आती लहरों से भी मेरा संबंध है।

मेरे लिए इस अधूरी कड़ी का होना भी बहुत है। थोड़े समय के लिए मेरी साँसों में बज उठता सृष्टि का गीत है। यह सुर कहाँ से आ रहा है, कौन सी निहारिका के नूपुर-झंकार से पैदा हुआ है, यह मैं नहीं जान पाऊँगा, पर उससे क्या? जिस सुर ने मेरे जीवन में संगीत घोला है, उस अनागत के सत्कार के लिए फूल बिछा रहे होंगे।

कल रात को जो सुर अँधेरे में खो गए, उन्हें मैं कृतज्ञता से वंदन करता हूँ। मेरे सामने तो यह महा अज्ञात प्रदेश है। उसमे मात्र अपने दो कदमों के दीप जला सकूँ। उसके बाद जब नए युग का सूर्योदय होगा तब उसे वंदना कर विलय पा सकूँ। और जब यह कंठ मूक हो जाएगा, जब यह सुर हवा में बिखर जाएगा तब वह ब्रह्मांडनायक फिर उसे किसी तार में बाँध देगा।

*मेरे मूक शब्द की शृंखला में*
*बँधकर नाथ आए इस घडी में,*
*ब्रह्मांड में जो समा न सके*
*वह आए इस अधूरी कड़ी में।*

□

# 43

# आनंद का गणित

यह विश्व आश्चर्य की एक अनंत नदी सा हमारे सामने से गुजर रहा है। हमने जिन्हें अपना मानकर चाहा वह व्यक्ति, वो वस्तुएँ हमारी नजर के सामने इसी नदी में डूबते हुए हम देखते हैं और अनदेखे नए-नए आकार इस नदी की सतह पर तैरने लगते हैं। यहाँ कुछ भी स्थिर नहीं है, पर फिर भी इस चंचलता में कोई अचल नियम काम कर रहा होता है। यह विश्व केवल अपनी विशालता के लिए या सूक्ष्मता के लिए ही विस्मयकारक नहीं है, पर उसमें यह जो एक नियम काम कर रहा है, वह सबसे अधिक विस्मयकारक है। इस नियम को जो जान ले, उसका पालन करे, उसे भी उतना ही आनंद मिलता है। अनजाने में भी अगर कोई इस नियम का भंग करता है, उसे सजा भुगतनी पड़ती है। अत्यंत सुंदर और अत्यंत भीषणता के बीच जैसे कोई हिंडोला किसी नियम के तहत झूल रहा है। इस विश्व की इसी चमत्कारी शक्ति को ज्ञानी लोग गणितज्ञ कहते हैं। 'गॉड इज अ मैथमैटीशियन' यह उनका पसंदीदा वाक्य है। एक पौधे के पत्तों की रेखाओं में भी गणित के आँकड़े अंकित होते हैं तो निहारिकाओं के बृहद वलयों में भी उसी का हिसाब अंकित होता है।

पर विश्व की शक्ति अगर मात्र गणित होती तो यहाँ भी जड़ नियमों का पालन होता। इस नियम में आनंदतत्त्व भी शामिल है। चंद्रकला के बढ़ने और घटने में नियम का पालन तो है ही, पर साथ ही दूज के चंद्र की बाँकी रेखा

और पूनम का पूर्ण चंद्र का प्रकट होना इसमें उस कलाकार के दर्शन होते हैं। इसलिए मैथमैटीशियन जैसा ही एक और प्रिय वाक्य विश्व के चाहकों ने दिया 'गॉड इज अ म्युजीशियन'। ईश्वरी शक्ति केवल गणित नहीं है, संगीत भी है। ब्रह्मांड में जो तेज गोलक घूम रहे हैं, वह अपने नियमित भ्रमण के साथ स्वरलहरी भी पैदा करते हैं। म्यूजिक ऑफ द स्फीअर्स—ग्रह नक्षत्रों का संगीत। इसी का स्वर सुनकर ही कबीर गा उठे—

*तत्त्व झंकार ब्रह्मांड माँही।*

विराट् संगीत की तरह सूक्ष्म संगीत सुनने से भी कबीर नहीं चूके। कहते हैं—

*चींटी के पाँव में नूपुर बाजे*
*वो भी साहेब सुनता है*

इस तरह इस विश्व में संगीत और गणित की जुगलबंदी चलती रहती है। जो इस गणित को समझता है, उसका आनंद द्विगुणित हो जाता है और जिन्हें यह संगीत समझ में आता है, वह आनंद से सभी नियमों को सिर आँखों पर रखता हैं।

जिन लोगों ने मुक्ति यानी सबकुछ करने की खुली छूट, अराजकता ऐसा अर्थ लगाया, उनकी मुक्ति आत्मघातक बन जाती है। उपनिषद् ऐसे लोगों को *आत्महना: जना:* कहता है। पर कठिन नियमों को जिसने सिर आँखों पर चढ़ाया, उसके लिए मुक्ति नए जीवन का प्रवेशद्वार बन जाती है। उन्हीं को आत्मवान भी कहा है। गणित और संगीत के दो सिरे कल्पना से परे हैं। संगीत में अगर गणित का ताल न हो तो संगीत कैसे गूँजे? गणित, नियम, तालबद्धता यही जीवन का मूलमंत्र है। मूल यानी जिसकी जड़ें अधिक गहरी और गहरी होती हैं, उन्हीं पेड़ों की डाली पर आनंद के फूल खिलते है। जीवन की सार्थकता के फल लगते हैं।

किसी भी बीज की मुक्ति हवा में दूर उड़ जाने में नहीं है या फिर जल के राख हो जाने में भी नहीं है। बीज धरती में गड़कर, अंकुर के रूप में फूटता है, फूल खिलते हैं, उसके बाद फिर फल लगते हैं। फल अपने रस के साथ बीज को भी प्रवाहित करता है, तब जाकर बीज मुक्ति पाता है। यह एक आनंद में से दूसरे आनंद में जाने की गति में प्रवाहित होती जीवन की गति है। बीज अगर अपने बीज रूप में ही रहकर बगावत करने की सोचे तो वह उसी

बंधन में बँधा रहेगा। और यह जड़ता का बंधन होगा। उसमें न संगीत है न ही सुगंध। उसे मुक्त होना हो तो इस धरती के हृदय के साथ अपना हृदय मिलाना होगा। उन सारी प्रक्रियाओं में से गुजरना होगा। यह ह्रास की प्रक्रिया नहीं है, यह तो सुगंध और पुष्टि को बढ़ानेवाली है। मृत्युंजय मंत्र में इसका गुंजारव इस प्रकार होता है—

*ॐ त्र्यम्बकं यजामहे सुगन्धिं पुष्टिवर्धनम्*
*उर्वारुकमिव बन्धनात् मृत्योर्मुक्षीय माऽमृतात्*

सुगंध और पोषण को बढ़ानेवाले त्रिनेत्र मंगलकर्ता का हम यजन करते हैं, एक पकी हुई ककड़ी की तरह हमें मृत्यु के बंधन से मुक्त करो, अमृत में से नहीं।

मनुष्य अपने आपको, किसी भी परिस्थिति या व्यक्ति को मजबूती से चिपका रहे तो वह हुआ मृत्यु का बंधन। यह तो ह्रास का, दुर्गंध का, सड़ जाने का रास्ता है। पर ककड़ी जिस तरह पककर टपक जाती है, उसी तरह भूतकाल के बंधनों को मनुष्य छोड़ देता है और नई दुनिया में प्रवेश करता है। हमारे यहाँ जब कोई मनुष्य गंभीर रूप से बीमार पड़ जाता है, तब मृत्युंजय मंत्र का जाप करने की प्रथा है। इस मंत्र से स्वजन फिर से स्वस्थ हो जाते हैं, यह मान्यता मृत्यु से पैदा हुए भय के कारण आती है।

असल में तो यह मंत्र अभय का उच्चारण करता है। मनुष्य किसी भी प्रकार की आसक्ति के बिना मुक्त हो जाए और स्वयं ही अमृतगर्भ, सत्यगर्भ बने, ऐसी प्रार्थना है यह। जीवन के गणित को पूर्णांक बनाने का संगीत है इस मंत्र में।

गीता की भाषा में कहा जाए तो शास्त्रविधि गणित है और सिद्धि, सुख, संगीत है। शास्त्रविधि का उल्लंघन करके अपने स्वेच्छाचार से जो सुख प्राप्त करने की सोचता है, उसे पछताना पड़ता है।

*यः शास्त्रविधिमुत्सृज्य वर्तते कामकारतः*
*न स सिद्धिमवाप्नोति, न सुखं न परां गतिम्*

*(गीता, 16-23)*

जीवन यानी तालमय गति। मनुष्य जब अपने स्वार्थ के लिए अपने सुख और सलामती में खो जाता है तब विश्व के लय में ताल भंग होता है। शास्त्रविधि हमारी आँखें खोलकर हमें इस भग्न जीवन से मुक्ति दिलाती है।

शास्त्र के दो अर्थ होते हैं—शासनेन त्रायते शासन के द्वारा जो तारे वह शास्त्र। सबसे पहले वह यम-नियम, आचार-विचार की एक संहिता खड़ी करता है, उसके पालन से हमें तारता है। किसमें से तारता है? तो दूसरे अर्थ में शासनात् त्रायते—शासन में से तारता है। हम पर प्रकृति का, जड़त्व का, पशुत्व का, हिंसा तथा क्रोध का जो शासन चलता है, उसमें से तारता है। यह तो काँटे से काँटा निकलने जैसी बात हुई, काँटा निकल जाने के बाद दोनों काँटे फेंक दिए जाते हैं। नहीं तो मुक्ति का मार्ग दिखाता शास्त्र खुद एक बंधन बन जाएगा। जो गणित केवल गुणा-भाग तक सीमित रहे तो उसमें आनंद की मात्रा बढ़ती नहीं है। इस विश्व का गणित और संगीत हमारे सामने अनंत की खिड़की खोलने के लिए है। महान् गणितज्ञ और वैज्ञानिक आइंस्टाइन का यह वाक्य है। वह श्रेष्ठ गणितज्ञ थे और उतने ही संगीत प्रेमी। जेरोम वीडमान ने उनके साथ का एक कभी न भुलाया जा सकनेवाला प्रसंग कहा है।

एक संगीत-प्रेमी स्त्री के घर कुछ मित्र एकत्रित हुए थे। बाख का शास्त्रीय संगीत शुरू हुआ। वीडमान सोचने लगे, कहाँ फँस गया मैं? शास्त्रीय संगीत में उन्हें जरा भी रस नहीं था। वह वहाँ अनमने से बैठे थे। उनके चेहरे के भाव देख आइंस्टाइन ने उनसे पूछा, क्या तुम्हें बाख का गायन पसंद है?

वीडमान बोले, मैं इस विषय में कुछ नहीं जानता।

आइंस्टाइन उनका हाथ पकड़ उन्हें घर की ऊपरी मंजिल पर ले गए। वे इस घर से परिचित थे। वहाँ संगीत की बहुत सारी रिकॉर्ड रखी थीं। आइंस्टाइन ने पहले वीडमान को सुगम संगीत की रिकॉर्ड सुनाई, जो उन्हें पसंद थी। फिर धीरे धीरे उप शास्त्रीय और फिर शुद्ध शास्त्रीय संगीत की रिकॉर्ड सुनाई। फिर धीरे-धीरे शब्द विहीन, केवल सुरों की दुनिया में वह उन्हें खींच ले गए। सुर के एक के बाद एक दरवाजे खोलने के बाद आइंस्टाइन वीडमान को नीचे हॉल में ले आए। बाख का संगीत अब भी चल रहा था और वीडमान उस रस में तल्लीन हो गए थे।

संगीत की महफिल में से बीच में उठकर जाना उस गृहिणी की नजर से छिपा न था। उसे यह बात जरा भी पसंद नहीं आई थी। जरूर इसके पीछे वीडमान की नीरसता ही रही होगी, यह सोचकर वीडमान के तरफ एक नाराजगी भरी नजर डालकर वे बोलीं, डॉ. आइंस्टाइन, मुझे खेद है कि आप सुंदर संगीत सुनने से चूक गए।

आइंस्टाइन ने कहा, मुझे भी खेद है, पर मेरे यह मित्र और मैं एक ऐसे महान् कार्य में व्यस्त थे कि उससे महान् कुछ नहीं हो सकता।

गृहिणी ने आश्चर्य से पूछा, ऐसा कौन सा महान् कार्य?

आइंस्टाइन ने वीडमान के कंधे पर हाथ रखकर हँसते हुए कहा, सौंदर्य के क्षितिज पर एक और खिड़की खोलने का कार्य।

इस तरह की आनंदसमाधि में जब एक हृदय दूसरे हृदय से मिलता है, तब गणित के आँकड़े शून्य बन जाते हैं और संगीत में उसका मूल्य पूर्ण होता है।

□

## 44

# चाँदनी

आसमान में चाँदनी पूर्णत: विकसित हो बरस रही थी। आसीसी शहर के ऊँचे मीनार, ऊँचे मकान, झरोखे सब इस चाँदनी में नहा रहे थे। कल-कल, छल-छल बहते झरने की तरह चाँदनी सड़कों पर से बह रही थी, पर आसीसी शहर के लोग गहरी नींद में सोए हुए थे।

अचानक सां रफिनो के चर्च में से घंटनाद होने लगा। ऐसा घंटनाद नगर पर कोई आपत्ति आने पर किया जाता था। आसीसी शहर के लोग घबराकर चर्च की तरफ दौड़ पड़े। क्या कहीं आग लग गई या कोई और आफत? सब सोच रहे थे। चर्च के पास आए तो देखा संत फ्रांसिस जोर-जोर से घंटा बजा रहे थे। लोगों ने पूछा, क्या हुआ है? इस तरह आप घंटा क्यों बजा रहे हैं?

फ्रांसिस आनंद और उत्साह से बोल उठे, जरा ऊपर चंद्रमा की तरफ तो देखिए, चाँदनी कैसी खिल रही है!

□

# 45

# जलधर गहरा गरजे

मेघ के साथ गर्जना, विद्युत् दर्शन और वर्षा जुड़े हुए हैं। ग्रीष्मकाल में गरमी से तप्त, सूखी दरारों में फटती सी धरती पर जब मेघ अपनी सवारी लिये गरजता हुआ बरसता है, तब मिट्टी की मोहक सुगंध वातावरण में मिलकर उसे और खुशनुमा बनाती है। मेघ-गर्जना, बिजली की गड़गड़ाहटें और वर्षाधाराएँ क्या सिर्फ पृथ्वी पर ही नवजीवन का संदेश लाती है या फिर इसकी आहट बहुत ऊँचे और बहुत गहरे भी कहीं सुनाई देती है। क्षितिज पर दूर गरजती घटाएँ, आसमान के दो सिरों तक चमकती विद्युल्लताएँ, और दिल खोलकर बरसती जलधाराएँ केवल इस धरती को ही नहीं, अपनी मन की अंतर्भूमि को भी किसी अनोखी अनुभूति कराती हैं। साधना के मार्ग पर चलनेवाले को मेघगर्जना से हृदय को सांत्वना, विद्युल्लता की चमकार से दिशादर्शन और वर्षा से अनोखी आत्मतृप्ति मिलती है।

हमारा जीवन केवल इस पृथ्वी तक ही सीमित नहीं है। मेघ का आगमन भी केवल पृथ्वी को नवजीवन देने के लिए नहीं है। उसका तानाबाना सूक्ष्मभूमि के साथ भी बुना हुआ है। भौतिक, दैवी और आत्मिक भूमिकाओं का अखंड संबंध है। भीतर की आँखों को खोलकर देखें तो भूतल पर घटनेवाली घटना ऊपर के वायुमंडल में भी दिखाई देती है।

रामगिरी के आश्रम में से यक्ष ने मेघ के साथ जो संदेश भेजा है, उसे मनुष्य के व्याकुल प्राण अपनी खोई हुई आत्मचेतना को भेजते ही रहते हैं।

यक्ष ने रामगिरी को पसंद किया, जनकसुता के स्नान से पवित्र जल को स्मरण में रखा। मनुष्य के विरही भगवान् का अंतर्मन समझने के लिए। वह मनुष्य की भूमि में अवतरित हुए। कालिदास जैसा सूक्ष्मदर्शी कवि यक्ष को अकस्मात् रामगिरी पर नहीं उतारेगा। उसकी आत्मा अपनी महिमा खो चुकी है, वह श्रापभ्रष्ट होने पर भी अपनी अलकानगरी को नहीं भुला सका है। अलकानगरी में बसी अपनी आनंदमयी सखी को वह इस क्षणभंगुर आनंद के बीच तलाशता है। मेघ किसी की स्मृति को और तीव्र बनाता है, मनुष्य के हृदय को बेचैनी से भर देता है। मेघ कोई संदेश लाता है, इसीलिए तो उसी की श्यामल पाती पर हमें भी दो अक्षर लिखकर भेजने की तीव्र इच्छा होती है। मेघ एक से बढ़कर एक भूमिका पर इन संदेशों का लेनदेन करता है, गरजकर, चमककर और बरसकर।

मेघगर्जना और कुछ नहीं धरती के नभमंडल को व्याप्त करता नाद है। अपने हृदयेश्वर का नामस्मरण या उसके मंत्रों का गुंजारव जब तक नाद का स्वरूप धारण नहीं करता, और जब तक यह नभोमंडल में व्याप्त नहीं हो जाता, तब तक साधक की पुकार मूल स्थान तक नहीं पहुँचती। जिस तरह पृथ्वी के गगन में होता है, उसी तरह मन के आकाश में भी होता है। मेघ की गर्जना के साथ बिजली की चमकार होती है, उसी तरह नाद के साथ ज्योति का अनुसंधान है। शब्द, ध्वनि और ज्योति का मन के साथ कैसा संबंध है, वह प्रणव विषय के श्लोक में कहा गया है—

*अनाहतस्य शब्दस्य, तस्य शब्दस्य यो ध्वनिः*
*ध्वनिर अन्तर्गत ज्योति, ज्योतिर अन्तर्गत मनः*
*तन्मनो विलयं याति यद् विष्णोः परमं पदम्*

(अपने अचल पद से जो मन च्युत हुआ है, उसे शब्द, ध्वनि, ज्योति और तत्त्व की ओर आरोहण करना चाहिए और उसी में विलीन हो जाना चाहिए।)

मेघगर्जन तो सुना। नाद का अनुसंधान हुआ। पर यह विद्युल्लता क्या दिखाती है? बिजली चमकते ही श्रुति की डोर दृष्टि में मिल जाती है, श्रुति की परिणति दृष्टि में है। इसीलिए तो ऋषि को मंत्रद्रष्टा भी कहा जाता है। वैखरी वाणी जब पश्यंति वाक् में परिवर्तित होती है तब अंतर्दृष्टि खुलती है। बिजली का काम श्रवणभक्ति को दर्शनभक्ति में प्रकाशित करना है। और

उसकी एक चमकार से जीवन का सत्य समझ में आने लगता है। संत जब कहते हैं कि बिजली की चमकार के वक्त मोती पिरो लेना चाहिए, तब वे जीवन की कोरी लाक्षणिकता ही नहीं गा रहे होते अपितु जीवनकार्य किस तरह साधा जाए, इस अंतर्क्रिया की ओर भी इशारा करते हैं। बिजली के कड़कने का और चमकने का संबंध क्षणार्ध में अहं का नाश करने के साथ है।

केन उपनिषद् में उमा हैमवती इंद्र के गर्व का खंडन करती है और बिजली के रूप में चमकती है, वह कथा इस अनुभूति को व्यक्त करती है। वह मंत्र इस प्रकार है—

*तस्च्यैष आदेशो यदेतत् विद्युतः व्यद्युतत् आ. इतीति न्यमीमिषत् आ.*

(केन, 4-4 (उसका, ब्रह्म विद्या का, यह उपदेश है। वह विद्युत् की तरह चमकी और पलक झपकते ही अदृश्य हो गई।)

उमा हेमवती ब्रह्मविद्या अथवा ज्योतिष्मती प्रज्ञा का मूर्तरूप है। प्राण की निष्पंद अवस्था में इस प्रज्ञा का आविर्भाव होता है और वह विश्वचेतना का निरावरण दर्शन कराती है। उपनिषद् का द्रष्टा जो बात कहता है, वही बात वैष्णव साधक अपने शब्दों में इस तरह कहता है।

एक तो काली रात है, उसमें भी मेघ की घनघोर घटा छाई है, और उसमें भी जो नितांत श्याम है, उसे ढूँढ़ना है? यह कैसे होगा?

'ओ श्याम के अनुरागी, निराश न होना। ऐसी विकट राह पर श्याम के साथ एक चपला भी रहती है। वह क्षण भर चमककर तुझे श्याम के दर्शन करा देगी।'

राधिका को इसीलिए तो कहते है, जयति हरि भामिनी श्यामघन दामिनी। गर्जन, दर्शन और उसके बाद वर्षण यानी प्रेम की आनंदवर्षा। जिस मिलन में वियोग की कोई आशंका नहीं है, ऐसा नित्य मिलन, पूर्ण मिलन। जहाँ नित्य दर्शन, नित्य कृष्णकीर्तन की धूम मचती है, ऐसे चिन्मय वृंदावन में प्रवेश। बन-ठनकर यह रसिक बिहारी इस अमृतघन को इस तरह बधाई देती है—

*छबी सरसै है लूम-झूम यूँ,*
*सावन घन घन बरसै है*
*आभा माहीं बिजली चमके*
*जलधर गहरो गाजै है*

प्रेम के राह पर प्रिय मिलन की जो अमृतधारा है, उसे योगमार्ग में धर्म 'धर्म मेघ समाधि' कहा जाता है। प्रबुद्ध आत्मा के अंतर्मन में से अनंत गुण और करुणा की वर्षा यहाँ अनायास होने के कारण उसे धर्ममेघ कहते हैं। मेघ द्वारा धरती के कण-कण को आनंद से भर देता एक संदेश आता है। उसी तरह अनेक सुखों के बीच अकथ्य विरह में तड़पते मानव प्राण को एक ऐसे प्रदेश में जहाँ महामृत की वर्षा हो रही है और हृदयकमल शतदलों के साथ खिलता है, वह आमंत्रित करता है। कबीर के शब्दों में—

*हम वासी उस देस के, जहाँ बारह मास विलास।*
*प्रेम झरै, विकसै कमल, तेजपुंज परकास॥*

□

46

# हरी भई वनराई

वर्षा ऋतु के आते ही एक शब्द और सुनाई देने लगता है—वृक्षारोपण। नेताओं के भाषण में, विद्वानों के लेखों में और कलाकारों के चित्रों में वृक्ष तेजी से उगने लगते हैं। वर्षा ऋतु के समाप्त होने तक तो इस शब्द के आस-पास जंगल खड़ा हो जाता है और दूसरी वर्षा ऋतु के आने की राह देखते वह वहीं खड़ा-खड़ा सो जाता है। अथर्ववेद में एक सूक्ति है। अस्थू वृक्षाः ऊर्ध्वस्वप्नाः (वृक्ष खड़े-खड़े ही सोते हैं।) वृक्षों की यह आदत हमारे शब्दों को भी लग गई है। फर्क इतना है कि वृक्ष जागने पर चलने लगते हैं, पर हमारे शब्द एक बार सो जाने पर कभी जागते नहीं।

वृक्ष चलते हैं? वृक्षों के बारे में यदि जानकारी लेने जैसी कोई बात है तो वह है उसकी गतिशीलता। हम उसे नगर की शोभा की तरह, सीमा के रक्षक की तरह और अच्छी वर्षा के लिए उपयोगी साधन की तरह ही पहचानते रहे हैं। वृक्ष एक गतिमान शक्ति है, जिसे हम नहीं पहचानते। वह अपनी जड़ें भूमि में गाड़कर खड़ा है, इसलिए उसकी गतिशीलता हमें नजर नहीं आती। यह गति अत्यंत सूक्ष्म और धीमी है। हमारे पास उसे देखने के लिए न तो आँखें हैं और न समय। वृक्षों की इस गति के बारे में वियेना के जीव-विज्ञानी राओल फ्रांस ने जब नई दृष्टि दी, तब सारे जीवविज्ञानी और वनस्पतिविद् हैरान रह गए। 'द सीक्रेट लाइफ ऑफ प्लांट्स' नामक पुस्तक की प्रस्तावना में इसका उल्लेख करते हुए पीटर टॉमकिंस और क्रिस्टोफर बर्ड लिखते हैं—

> "बीसवीं शताब्दी के प्रारंभ में वियेना के जीव-विज्ञानी राओल फ्रांस ने समकालीन प्रकृतिविदों पर आघात करते हुए एक विचार दिया है कि अत्यंत कुशल पशु या मानव की तरह वृक्ष भी अपने शरीर को मुक्त रूप से हिलाते हैं। हम उसे नहीं देख पाते, क्योंकि मनुष्यों से वृक्षों की गति अत्यंत धीमी होती है।"
>
> फ्रांस ने कहा है कि वृक्ष की जड़ें पृथ्वी में अपना मार्ग खोजती हुई गहरे पैठ जाती हैं। उसकी कोंपले विशिष्ट आकार बनाती झूलती हैं। उसके पत्ते और पुष्पगुच्छ पलटते हैं, हिलते हैं, काँपते हैं। अपने आस-पास के वातावरण को छूने के लिए वे अपने प्रेत जैसे हाथ आगे बढाते हैं। मनुष्य वृक्षों को गतिहीन और भावनाशून्य मानते हैं, क्योंकि उसे निहारने के लिए मनुष्य के पास समय नहीं होता।

एक वृक्ष में कितनी जड़ें होती हैं, यह किसी ने नहीं गिना, किंतु राइ नामक अनाज के एक पौधे का अभ्यास किया तो पता चला कि उसकी करीब तेरह लाख से अधिक जड़ें हैं, और अगर उसकी कुल लंबाई जोड़ी जाए तो वह तीन सौ अस्सी मील के करीब होती है। इन जड़ों पर अत्यंत बारीक तंतु होते हैं। जिनकी संख्या चौदह करोड़ के करीब है। उसकी लंबाई को भी जोड़ा जाए तो वह 6600 मील तक होंगी। यानी एक ध्रुव से दूसरे ध्रुव तक का व्याप माना जा सकता है। एक वृक्ष के आकार में एक संपूर्ण सृष्टि समाहित होती है। किंतु इस सृष्टि के साथ हमारा संबंध केवल फूलों की महक तक, फलों के रस का आस्वाद लेने तक या फिर उसकी छाया तक ही सीमित होता है। वृक्षों के अंदर का चैतन्य जो इस पृथ्वी के रस को समाहित करता है, उससे हमारा जरा भी संपर्क नहीं है। वृक्षों को भी संवेदनाएँ होती हैं, वह भी हमारी तरह सुख-दु:ख झेलता है, हमारी तरह भावनाशील है, यह बात सर्वविदित है किंतु फिर भी किसी ने उसका सहभागी बनने की कोशिश नहीं की। उसके लिए नए मानव को वैदिक ऋषि के पास दीक्षा लेने जाना होगा। ऋषि कहते हैं—

*वृक्ष इव स्तब्धो दिवि*
*तिष्ठति एक: तेन इदं*
*पूर्णं पुरुषेण सर्वं*

(वृक्ष की तरह आकाश में जो स्थिर बनकर खड़ा है, उस पुरुष के द्वारा सब कुछ पूर्ण है।)

ऋषि के तपोवन में जो घटादार वृक्ष खड़े हैं, वे ऋषि के प्रेममय, आनंदमग्न नय के किरणों का स्पर्श पाते होंगे। इन वृक्षों से ऋषि को यह महामंत्र मिला होगा। इस सृष्टि की बाधाएँ, विघ्न, छिन्न-भिन्नता, संघर्षों की परतों को हटाकर ऋषि को किसी ध्रुव सत्य का मूल इन वृक्षों ने दिखाया होगा। महाविनाश के दावानल को पार करके बार-बार इस धरती पर हरे अंकुर फूटते हैं, उसी ने यह रहस्य बताया होगा। यह सब पूर्ण है एक पूर्ण की उपस्थिति से।

आकाश के शून्य विस्तार में उसने अपनी जड़ें फैलाई हैं, काल के लोकक्षयी क्षेत्र में आनंद की डालियाँ फैला रहा है। आकाश में वह वृक्ष की तरह स्थिर खड़ा है, और पृथ्वी पर अमृतफलों की वर्षा कर रहा है।

भगवान् बुद्ध को भी एक वृक्ष के तले ही ज्ञान प्राप्ति हुई। इस ज्ञान में क्या वृक्ष का कोई सहभाग नहीं है? बुद्ध कथा में कहा गया है कि बोधि-प्राप्ति के बाद सात दिन तक बुद्ध आश्चर्यचकित होकर उस वृक्ष का अवलोकन करते रहे। वह पीपल जीवन की सार्थकता का केवल साक्षी ही नहीं, साथी भी था। बुद्ध के जन्म, बोधिप्राप्ति और निर्वाण की तीनों स्थितियों में वृक्ष की महत्त्वपूर्ण भूमिका रही है। बुद्ध का जन्म लुंबिनी के पलाशवन में शाल वृक्ष के नीचे हुआ। रंजना नदी के किनारे पीपल के वृक्ष तले उन्हें बोधिज्ञान प्राप्त हुआ और उनका देहावसान कुसिनारा के दो शाल वृक्षों के तले हुआ। बुद्ध के देहावसान के समय उन दोनों वृक्षों ने बेमौसम खिलकर उनपर पुष्पवर्षा की, ऐसा वर्णन है। बुद्धों को मनुष्यों की अपेक्षा वृक्ष अधिक अच्छी तरह से समझ सकते हैं। जिस दिन मनुष्य वृक्षों को समझने लगेगा। उसी दिन उसे बुद्ध की वाणी समझने की शक्ति प्राप्त होगी। पर तब केवल बाहरी वर्षा ऋतु से काम नहीं चलेगा, अंतर्मन में आषाढ़ के मेघ उमड़-घुमड़कर बरसेंगे, तभी हमारी वनश्री हरी-भरी हो जाएगी। कबीर की इस साखी में इस वन-महोत्सव का वर्णन इस प्रकार है—

*कबीर बादल प्रेम का, हम परि बरस्या आई।*
*अंतर भींगी आतमा, हरी भई वनराई॥*

□

# 47

# आँगन दीया जलाओ

दीवाली के दिन माने आँगन में, दहलीज पर दीप जलाने के दिन। झोंपड़ी हो या महल, जिस द्वार पर दीया न हो, वह निष्प्राण सा लगता है। ज्योति और आनंद का यह उत्सव। पर जब हम अपने आँगन में दीप जलाते हैं या दीपमालाएँ सजाते हैं तो क्या हमारे मन में यह विचार आता है कि एक आँगन में तो दीया जलाना रह गया? ऐसा नहीं लगता कि अगर वहाँ दीया नहीं जलाया तो यह उत्सव बेकार हो गया?

हम दहलीज पर इसीलिए दीया जलाते हैं कि वह हमारे घर का आँगन और बाहर का रास्ता दोनों प्रकाशित करता है। अंदर रखे सामान और हमारे सफर का रास्ता दोनों पर नजर डालता है। हमारे शरीर में भी एक ऐसी ही दहलीज है। मुख वह दहलीज है और जीभ दीया है। तुलसीदास ने 'जिह्व देहली दीप' कहकर इसकी तुलना की है। आज अपने आप से यह प्रश्न पूछने का अवसर आ गया है कि इस देहली पर दीप जलाया?

बाहर का दीया जिस तरह से अंदर और बाहर दोनों ओर अपना प्रकाश फैलाता है, उस प्रकार से हमारी जीभ व्यवहार और वाणी के बीच रहकर दोनों पर अपना प्रकाश डालती है। वाणी मध्यस्थान है। जीभ की दीपशिखा को जो सदा प्रकाशित रखता है, उसके घर और मार्ग में सदा दीवाली होती है। 'सदा दीवाली संत की' इस कहावत में ऐसी ही अंदर-बाहर बहती तेज

की धाराएँ हैं। मन में हम जो विचार करते हैं, वह वाणी के द्वारा ही तो बाहर आते हैं और फिर यह वाणी व्यवहार के द्वार तोड़ बाहर निकल आती है। कबीर की साखी है—

*वाणी ते पहचानिए, चोर साधु की घाट।*
*जो करणी अंदर बसै, निकलें मुख की वाट॥*

हमारे अंदर करनी का यंत्र विचारों को गति देता है, वह है वाणी। वाणी फिर उसे कार्यरूप देती है। वाणी मन की लगाम है और मन की एडी भी। मन के घोड़े को कहाँ बाँधना है और कहाँ छोड़ना है, यह वाणी द्वारा तय किया जा सकता है। वाणी एक दीप बन सकती है, वाणी एक छुरी भी। वाणी के द्वारा शीतल प्रकाश भी फैलाया जा सकता है तो यह धुआँ भी फैला सकती है। दीवाली के दिन अगर इस दीये की बाती कोरी रह गई तो कैसे काम चलेगा?

अपने शरीर की देहरी पर ये दीया क्यों नहीं जलता? क्यों वहाँ हमेशा धुआँ ही होता है? उसका कारण है वायु, वृत्ति और वाणी की वक्र गति। हमारे मुख से जो शब्द, वर्णात्मक उच्चार निकलते हैं, वह जीभ की ऊँची-नीची, आड़ी-तिरछी गति के कारण। स्वरपेटी का स्वर तो एक जैसा ही होता है, पर जीभ अनेक तरह से पलटकर अनेक उच्चारों का निर्माण करती है। वर्ण का संबंध वायु के साथ है और वृत्ति के साथ भी। वृत्ति जब तक वक्र है तब तक वाणी और कर्तन में सरलता नहीं आ सकती। वाणी में उग्र, व्यग्र, वक्र, अल्प या हीन उद्‌गार निकले तो उसके द्वारा उसकी वृत्ति की पहचान हो जाती है। जीभ का स्वाद कैसा है, उस पर जीभ की वृत्ति और रुचि दिखाई देती है। इस जीभ को साफ रखना यही दीया जलाने का कार्य है। बहुत ही महत्त्वपूर्ण और जीवन की दिशा बदल देनेवाला यह दीप प्राकट्य का कार्य है। इसके बिना सारा दीपोत्सव व्यर्थ है।

वाणी में दीया किस तरह जलाया जाए?

जैसे-जैसे वाणी और विचार के बीच की खाई भरते जाएँगे, वैसे-वैसे विचार और वाणी एकरूप होते जाएँगे। सोचने के बाद बोलना और जो सोचा है, वही बोलने का निर्णय जब होता है तब अपनी वाणी पर यह दीप जलता

है। शब्दों की यह सामान्य यात्रा ही अंत में हमें निष्कलंक, कालातीत राज्य में लेकर जाती है, कबीर कहते हैं—

*शब्द विचारी जो चले, गुरुमुख होय निहाल।*
*काम क्रोध व्यापै नहीं, कबहूँ न ग्रासे काल॥*

यह कैसा आमूल परिवर्तन है? शब्द और विचार का मिलन हो तो वह वृत्ति की ताकत को कम कर दे। काल की परवशता मिट जाए। शब्दों का मूल्य हम समझें, शब्दों की महिमा ही हमारे जीवन की महिमा को बढ़ाती है। 'शब्द बराबर धन नहीं'—यह उक्ति तभी समझ में आती है, जब शब्द द्वारा आत्मधन की वृद्धि होती है। शब्दों को अगर सत्त्वहीन तिनकों की तरह उड़ा दिया जाए तो वह हमें ही उड़ा देंगे। पर शब्दों का आदर किया जाए तो वही शब्द हमें महाचैतन्य का दर्शन करा देंगे। ईसा मसीह जब श्रद्धा से कहते हैं कि सूर्य चंद्र का नाश हो सकता है, पर मेरे शब्दों का नहीं, तब शब्द की सफल उपासना का दर्शन होता है। 'संत वचन पलटे नहीं, पलट जाए ब्रह्मांड' कबीर की इस वाणी से यह सत्य प्रकाशित होता है।

शब्द का सत्य के साथ जब नाता हो जाए तब जीभ पर दीया जलता है, तब हमारी देहरी प्रकाशित होती है। हमारा वर्ण सुवर्ण बन जाता है। ईसा मसीह का एक प्रसंग इस आंतरिक खजाने को खोलकर दिखाता है। एक बार ईसा को किसी ने खूब गालियाँ दीं, अपमान किया, पर उनके मुख से केवल यही शब्द निकले—

'तेरा भला हो, मित्र, तेरा कल्याण हो।'

ईसा का शिष्य वहीं खड़ा था। उसने गुस्से से कहा—

'आप क्या कह रहे हैं? वह आपको गालियाँ दिए जा रहा है और आप उसे भी भला हो कह रहे हैं।'

ईसा ने हँसकर कहा, 'क्या करूँ? मेरे पास जो सिक्के हैं, वही मैं दे सकता हूँ न?'

शब्द एक सिक्के की तरह है। शब्द एक ज्योति है। इसका मूल्य समझकर अपने मुखद्वार पर रखने से अक्षय भंडार खोल देता है। उसे अगर

चेतना का स्पर्श दें तो वह अपने समग्र जीवन को प्रकाशित कर देता है। वाणी जब तेजोमय बनती है तब उसकी चमक की कोई सीमा नहीं रहती।

*दिन दिन बानी उजली*
*बढ़े सवाया रंग।*

□

# 48

# पाँच सोपान

दीपावली का त्योहार केवल एक त्योहार नहीं है, बल्कि पाँच पर्वों का उसमें समावेश है। धनत्रयोदशी, नर्कचतुर्दशी, दीपावली, बलिप्रतिपदा और भैयादूज ऐसे पाँच दिन का यह पर्वसमूह है। मनुष्य ने पशुत्व से बाहर आकर, जो पाँच सिद्धियाँ प्राप्त कीं, उन्हीं को इन उत्सवों से जोड़ दिया गया है।

धनत्रयोदशी यह धन का, विनिमय का, मनुष्य के परस्पर शांत व्यवहार का उत्सव है। मनुष्य समूह में रहने वाला सामाजिक प्राणी है। एक समूह दूसरे समूह पर हमला करके सबकुछ लूट ले, यह घटना प्राकृतिक रूप में घटी। आज भी अनेक स्तरों पर अलग-अलग रूप से ऐसी घटनाएँ घटित हो ही रही हैं। पर मनुष्य को और प्राणियों से अलग दरशानेवाली प्रथा विनिमय पद्धति है। जब मनुष्य ने इस पद्धति का प्रारंभ किया होगा तब उसके हृदय में एक नए प्रभात का जन्म हुआ होगा। धन का एक प्रतीक हाथ में आते ही उसे एक सरल और सुगम मार्ग दिखाई दिया। धन त्रयोदशी यह लक्ष्मी के द्वारा मनुष्य के मस्तक पर तिलक करने का पर्व है।

इस युग में काली चौदस को आज काला जादू या तंत्रिक मांत्रिक लोगों की साधना के पर्व के रूप में जाना जाता है। पर काली चौदस के दिन श्मशान जाग्रत् होते हैं, इस मान्यता द्वारा उसका अनुसंधान स्वर्गवासी पितरों के साथ जोड़ा गया है। यह उन पितरों का स्मरण और ऋण-मुक्ति का पर्व है। हमारे यहाँ इसे चतुर्दशविद्या भी कहा है।

*षडंग मिश्रिता: वेदा धर्मशास्त्र पुराणकम्,*
*मीमांसा तर्कमपि च एता विद्याश्चतुर्दशा*

यह चतुर्दश विद्या जिनके द्वारा मिली है, उन पितरों के ऋण स्वीकार का दर्शन इस चतुर्दशी पर्व पर होता है। हमें जो भी धन या विद्या प्राप्त हुई है, उसमें हमारे पूर्वजों का बहुत बड़ा योगदान है। यह दिन उनका स्मरण कर उनकी ज्ञानसंपदा को आगे बढ़ाने का दिन है।

दीपावली यह अमावस्या की रात को पृथ्वी पर दिन के उजाले सा जगमगा देनेवाले मनुष्य की सिद्धि का नमूना है। अग्नि की खोज और उसमें से दीप की खोज यह मानवता के अस्तित्व और आनंद का नया दर्शन है। दीपोत्सव इस तरह प्रकृति के राज्य में मनुष्य द्वारा निर्मित प्रकाश का पर्व है। यह प्रकाश का पर्व मानवीय स्वतंत्रता की किरणों को चारों ओर प्रसारित करता है। कविवर रवींद्रनाथ ठाकुर ने कहा है कि मिट्टी का दीप कर्तव्य ग्रहण करने का प्रतीक है और दीपावली स्वयं के कर्तृत्व से विश्व को प्रकाशित करने का महापर्व है।

बलिप्रतिपदा को अन्नकूट के उत्सव की तरह मनाया जाता है। आज मुख्य रूप से हवेली मंदिरों में मनाया जानेवाला अन्नकूट का उत्सव मुख्यत: भगवान् को नैवेद्य चढ़ाने का उत्सव है। नया धान घर में आता है, उसे सर्वप्रथम भगवान् के चरणों में अर्पित करने के बाद ही उपयोग में लिया जाता है। अपने खुद के पुरुषार्थ के गर्व में न रहकर यह प्रभु का प्रसाद है, ऐसा मानना यही मनुष्य को नम्र और निर्मल बनानेवाली दीक्षा है।

इसके बाद आता है भैयादूज का पर्व। संस्कृति के सोपान चढ़ते-चढ़ते मनुष्य मानवसंबंध की एक सुंदर और पवित्र भूमिका पर पहुँचा, उसी पर्व को मनाने का यह उत्सव है। स्त्री और पुरुष में भाई और बहन का संबंध स्थापित करते ही मनुष्य पशुजगत् में से ऊपर उठ गया। मनुष्य ने सहोदरा को दिया हुआ उच्च और अनोखा स्थान संस्कृति का पाँचवाँ सोपान है।

दीपावली इस तरह मनुष्य द्वारा बाह्य तथा आंतरिक प्रकृति पर विजय प्राप्त करने का उत्सव है।

□

# 49

# आनंद की राह

अपने आँगन में रंगोली, दीपमालाओं का प्रकाश, पटाखों का धूम-धड़ाका, और अनेक रस भरे स्वादिष्ट व्यंजनों की सुगंध लेकर जो उत्सव आता है, वह विदा की वेला में अपने पीछे क्या छोड़ जाता है? बिखरे हुए रंगोली के रंग, दीपमालाओं से दीवालों पर लगी कालिख, या जले पटाखों के अवशेष? गली के श्वान अभी भी घूरे पर कुछ ढूँढ़ रहे हैं। दीवाली आती है तब हमारे उदासी भरे घर को नए उत्साह से भर देती है, पर जब जाती है तब सारा उत्साह भी साथ ले जाती है। झूठे बरतनों के ढेर की तरह थकान से अंग-अंग भर देती है। इसका कारण क्या है? इतने दीपों में से एकाध दीप हमारे अंतर्मन को प्रकाशित क्यों नहीं करता?

इसका कारण है कि हमने सहज आनंद की बाती से दीया नहीं जलाया। सारे सूने और कोरे दिनों को एक साथ बुनकर उसमें तीली लगा दी। पूनम का चाँद एकदम से सोलह कलाओं से नहीं खिलता, उसके पीछे प्रतिपदा के दिन से चौदहवीं के दिन तक रोज थोड़ा-थोड़ा खिलने की प्रक्रिया चलती रहती है। जब वर्ष पूर्ण होता है, उस एक ही दिन हम इतनी दीपमालाएँ जलाते हैं कि साल भर आँगन में अपना राज जमा रहे अँधियारे को एक पल में दूर कर देते हैं। पर जैसे ही दीये बुझ जाते हैं, अँधेरा अपना राज फिर कायम कर लेता है। यह अँधेरा हमेशा के लिए किस तरह खत्म हो? क्या हम रोज-रोज दीपावली मना सके, ऐसा संभव है?

*बुद्ध ने एक कहा है,*
*तमो विहतो, आलोको उत्पन्नो*
*अपारुता अमतस्स द्वारा*

(अंधकार का नाश हुआ, प्रकाश उत्पन्न हुआ, अमृत के द्वार खुल गए)

पूर्णिमा की तरह धवल वाक्य हम नहीं बोल सकते, पर इस तमस भरे आँगन में क्या प्रकाश के दो बीज नहीं भी बो सकते? हम कैसे कर्मों के बीज बो रहे हैं, यह देखना होगा। एक संत ने कर्म के चार प्रकार बताए हैं—पापकर्म, पुण्यकर्म, आत्मकर्म और व्यर्थकर्म। हम आज जिस फल को भोग रहे हैं, वह इन्हीं बीजों को बोने की वजह से है। एक बार सुदृढ़ निश्चय से और सावधानी से अगर योग्य बीज को उगाया जाए तो फिर आनंद के दीप अपने आप ही प्रकाशित हो उठेंगे।

जो कर्म ईर्ष्या, द्वेष या धिक्कार में से या लोभ, लालसा या आसक्ति में से जन्म लेते हैं, वे पापकर्म हैं। वासना में लिप्त मानव यह नहीं समझ पाता कि दूसरों की बलि चढ़ाकर जो धन, मान, उपभोग की सामग्री प्राप्त होती है, वह एक बंधन है, जलन है। जब इसका फल प्राप्त होगा तब वह खून के आँसू रुलाएगा। अगर यह बात समझ में आ जाए तो मनुष्य पापभीरू बन जाता है। कर्म की पोथी जिसने थोड़ी भी पढ़ी है, वह पुकार उठा है कि दुष्कर्म का थाल देखने में सोने का लगता है, पर उसमें रखा खाना असल में जहर होता है। पापकर्म में दंभ और ठगी दबे कदमों से आती है। विवेक को जाग्रत् न रखा गया तो फिर भय, आशंकाएँ और असंतोष से मनुष्य अपने आप को छुड़ा नहीं पाता। अपने स्वयं के सुख के लिए भी मनुष्य को पापकर्मों से बचना चाहिए।

पुण्यकर्म मनुष्य को अपने आपके घेरे में से बाहर लाता है। दूसरों के लिए किया गया त्याग हमारी पूँजी बन जाता है। दूसरों की रक्षा हेतु बढ़े हाथ स्वयं की रक्षा के लिए ढाल बन जाते हैं। पुण्यकर्म के बारे में कहा जाता है—

*वने रणे शत्रु जलाग्नि मध्ये*
*महार्णवे पर्वत मस्तके वा*
*सुप्तं प्रमत्तं विषमस्थितं वा*
*रक्षन्ति पुण्यानि पुराकृतानि।*

(वन, रण, शत्रु, पानी या अग्नि के बीच अथवा महासमुद्र में या पर्वत की चोटी पर, मनुष्य सोया हुआ या बेहोश या विषम परिस्थिति में फँसा हो, तो भी उसके द्वारा किए गए पूर्ववर्ती पुण्यकर्म उसकी रक्षा करते हैं।)

पापकर्म गहरी खाई में धकेलते हैं तो पुण्यकर्म सुख के उपवन में ले जाते हैं। पर आत्मकर्म इन दोनों से निराला है। यह दु:ख के भय से या सुख की आशा से नहीं किया जाता। आत्मकर्म का मूल है सत्य की उपासना और उसका फल है अंतरात्मा की प्रसन्नता। आत्मकर्म के मार्ग पर कदम रखनेवाला नर्कयातना या स्वर्गसुख के बारे में नहीं सोचता। उसे कर्म करने के अंत में नहीं, पर कर्म करने के प्रारंभ में ही फलश्रुति सुनाई देने लगती है। पाप और पुण्य के बाजार में से लाभ नुकसान की पुस्तकें फेंककर खेल के मैदान में खेल रहा होता है। आत्मकर्म के द्वारा मनुष्य की मुक्ति और अमृत के द्वार खुलते हैं।

ये सारे कर्म हमारे आँगन में कुछ-न-कुछ आकार बनाते रहते हैं। पापकर्म काँटे बोते हैं, पुण्य कर्म राह में मोती बिछाते हैं, आत्मकर्म मार्ग में प्रकाश फैलाते हैं पर व्यर्थ कर्म तो केवल धूल उड़ाते हैं। हमारे जीवन का कितना बड़ा हिस्सा इन व्यर्थ कर्मों मे बीत जाता है? व्यर्थ बातें, व्यर्थ शृंगार तथा अर्थहीन दौड़-धूप के पीछे हम कितना समय और शक्ति बरबाद करते हैं? पापकर्म हमें चोट देकर भी सिखाता है, पर व्यर्थ कर्म? यहाँ न कोई मारता है न कोई सिखाता है। पाप पुण्य के मायाजाल से शायद बचा जा सकता है, पर इस निर्दोष हत्यारे से बचना मुश्किल है।

दीपावली आती है तो हमारा दिल धड़क उठता हैं कि व्यर्थ कर्म का उस्ताद आ पहुँचा है। व्यर्थ प्रदर्शन के लिए जैसे यह पर्व खास चुना गया है। मकानों की दीवारों पर दौड़ती बिजली की दीपमालाओं से कौन सा सौंदर्य उत्पन्न होता है? साँचे में से बनाई गई रंगोली के छापकाम को क्या कला कहेंगे? और कान के परदों को फाड़ देनेवाली पटाखों की लड़ें, बम के धमाके? ऐसा भीषण ध्वनिप्रदूषण कर के हम कौन सा रिकॉर्ड तोड़ना चाहते हैं? शायद हम सभी के व्यर्थ कर्मों का प्रदर्शन करने का ये ही अवसर है। पिछवाड़े में पड़े हुए अंधकार को हम इस तरह के धमाकों से डराकर निकाल फेंकेंगे, ऐसा लग रहा होगा, पर न हमारी चाल में कोई स्फूर्ति आती है, न

आँखों में नया नूर। हमारी जिंदगी की गाड़ी दकियानूसी विचारों के दलदल में फँसता चला जाता है। इस दलदल में से किस तरह बाहर आया जाए इस पर गंभीरता से सोचने का यह अवसर है। गया अँधेरा, हुआ उजाला यह गीत इस पर्व में न गा पाए तो कब गाएँगे?

पापकर्म, पुण्यकर्म, आत्मकर्म और व्यर्थकर्म। इन चारों कर्मों को देखने के लिए एक दीप तो जलाएँ? हमारे लिए रणछोड़ भगत एक भजन का दीप जलाकर गए है। 'दिल में दीया जलाओ रे, दीया जलाओ' अपने स्वयं के दीप को उन्होंने 'अनभे दीप' कहा है। पाप-पुण्य के दीप तो जलते रहेंगे, शांत भी हो जाएँगे। व्यर्थता के दीप जलेंगे ही नहीं, पर आत्मकर्म का दीया अभय के तेज से राह को प्रकाशित करेगा। दिल के दीप में स्नेह का तेल होगा और देह की बाती, और ज्योति? वह तो दूसरों के लिए की गई सेवा है। फिर तो हम जहाँ रहें, वहाँ राम और जहाँ जाए वहाँ ज्योति।

□

50

# तुरुप का पत्ता

जर्मनी के वीटेम्बर्ग गाँव का एक सामान्य साधु पोप की विशाल सत्ता को नेस्तनाबूद कर देता है, फ्रांस के एक गाँव के किसान की बेटी इंग्लैंड की सुसज्ज सेना का पराभव कर देती है और काठियावाड़ गुजरात के समुद्री तट का एक अदना सा, दुबला सा आदमी सल्तनत की जड़ें हिला देता है तब जगत् को आश्चर्य तो होता ही है, पर देखा जाए तो इसमें इतने आश्चर्य की कोई बात नहीं है। ईश्वर की यह सनातन कार्य पद्धति है और उसके पीछे एक सशक्त और सरल नियम काम करता है।

आपने देखा होगा कि ताश के खेल में एक मामूली दुर्री या तिर्री का पत्ता भी बादशाह या इक्के को हरा सकता है, बशर्ते की वह तुरुप का पत्ता हो। हमारे इस जीवन मृत्यु के खेल में यह बिरले इनसान सब तुरुप के पत्ते ही तो हैं। उनके हृदय में एक राजेश्वरी मूर्ति विराजमान होती है। लूथर के ईसा मसीह, जॉन का देवदूत या महात्माजी की अंतरात्मा किसी भी नाम से इन्हें पहचानो इनकी इच्छाओं में से यह कार्य उत्पन्न हुए हैं। इनका हृदय एक महाशक्ति के साथ एकरूप हो जाता है और इस विश्व चैतन्य के संयोग से इनमें अभूतपूर्व बल आ जाता है। जिसके सामने दुनिया की कोई अत्याचारी शासन या शासक नहीं टिक सकता। ऐसी अमोघ शक्ति ईश्वर अपने कुछ लाडलों को ही देता है, ऐसा नहीं है, सच तो यह है कि हम सभी उस शक्ति के वारिस हैं। खुला दिल, निष्ठा, सच्चाई और नियत मार्ग पर चलने की

दृढ़ता। इतनी पूँजी भी बहुत है। हम अपनी खुद की लालसा के लिए दिन-रात मेहनत करते हैं, पर परिणाम आता है निराशा, थकान, असंतोष। एक बार लाभहानि की गणना छोड़कर अपने भीतर की, अंतरात्मा की आवाज सुनने की चेष्टा करें और उस तरह आचरण कर के तो देखें! एक बार तुरुप का पत्ता बनकर तो देखें! शायद उस तरह के आचरण से पराजय भी मिले तब भी उसका स्वाद शठता से प्राप्त किए हुए विजय से अलग ही होगा। शायद वह पराजय ही सही अर्थ में विजय होगी।

हमारी सच्ची झूठी धारणाएँ नहीं, पर एक परम सत्य, एक परम शक्ति की इच्छा हमारे हर कार्य की प्रेरणा हो। उस इच्छा को पहचानना मुश्किल नहीं है। कहा है कि खुला दिल, निष्ठा, और सच्चाई के मार्ग पर चलने का निर्णय करो तो मार्ग अपने आप प्रकाशित हो जाएगा, परंतु सरल मार्ग को अटपटा हम ही बनाते हैं। हमारी लघुदृष्टि, पूर्वग्रह और अति आत्मविश्वास इन सरल किरणों के मार्ग में बाधाएँ पैदा करते हैं। इस दोलायमान वातावरण में निष्ठा की नाव पर सवारी करना मुश्किल है, क्योंकि सहनशीलता और सच्चाई की डोर बहुत कमजोर रहती है।

पर एक बार अगर निश्चय कर लिया, पूरे मन से प्रतिज्ञा कर ली तो गिरते-पड़ते भी आप अपने लक्ष्य तक पहुँच ही जाओगे। जगन्माता भी चिंतातुर होकर किसी कोने में जनमे हुए उस वीर बालक की खोज कर रही है और तुरुप का एक पत्ता सारी बाजी पलटा सकता है, यह तो आप जानते ही हैं।

□□□